VICTORIA VAN VIOLENCE

MEINE
Freundin,
DIE
Depression

Bibliografische Information der Deutschen Nationalbibliothek
Die Deutsche Nationalbibliothek verzeichnet diese Publikation in der Deutschen
Nationalbibliografie. Detaillierte bibliografische Daten sind im Internet über
http://dnb.d-nb.de abrufbar.

Für Fragen und Anregungen
info@mvg-verlag.de

Originalausgabe
2. Auflage 2018
© 2018 by mvg Verlag, ein Imprint der Münchner Verlagsgruppe GmbH
Nymphenburger Straße 86
D-80636 München
Tel.: 089 651285-0
Fax: 089 652096

Wichtiger Hinweis
Dieses Buch stellt keinen Ersatz für eine individuelle medizinische Beratung dar
und sollte auch nicht als solcher benutzt werden. Wenn Sie medizinischen Rat einholen wollen, konsultieren Sie bitte einen qualifizierten Arzt. Der Verlag und die
Autorin haften für keine nachteiligen Auswirkungen, die in einem direkten oder
indirekten Zusammenhang mit den Informationen stehen, die in diesem Buch ent-
halten sind.
Sämtliche Namen und geschilderten Ereignisse wurden anonymisiert und verfrem-
det, um die Persönlichkeitsrechte der Personen zu wahren.

Redaktion: Swantje Steinbrink, Berlin
Umschlaggestaltung: Isabella Dorsch
Umschlagabbildung: Rica Reeb
Satz: Georg Stadler, München
Druck: CPI books GmbH, Leck
Printed in Germany

ISBN Print 978-3-86882-911-2
ISBN E-Book (PDF) 978-3-96121-182-1
ISBN E-Book (EPUB, Mobi) 978-3-96121-183-8

Weitere Informationen zum Verlag finden Sie unter

www.mvg-verlag.de
Beachten Sie auch unsere weiteren Verlage unter www.m-vg.de

Inhalt

»Ever tried. Ever failed. No matter. Try
again. Fail again. Fail better.«

Samuel Beckett

Prolog

Berlin an einem nasskalten Vormittag Mitte Dezember. In meinem Kopf wabert eine große graue Wolke. Smog im Hirn, der sich hartnäckig hält. Wie damals in London während der großen Smog-Katastrophe 1952. Tagelang hing da eine dicke dunkle Wolke über der Stadt, Menschen starben an der verunreinigten Luft. Auch in meinem Hirn wird offenbar gestorben, vor allem die Hirnzellen, die für Gefühlsregungen zuständig sind. Wie tot. Seit wann habe ich dieses graue Etwas? Es muss eine Berlin-Krankheit sein. Zumindest jedoch ist es meine Berlin-Krankheit. Die Ärzte in der Klinik, in die ich mich nach einigen Monaten in dieser Stadt selbst einweisen musste, nannten sie »Mittelgradige depressive Episode«. Nur mittelgradig? Ich fühle mich im eigenen Körper wie das Ende von Titanic und hundert öde Folgen Lindenstraße, weiß nichts mit mir anzufangen und nehme deshalb mal wieder ein möglichst heißes Vollbad. Gestern waren es drei. Wenn ich mich aus dem Bett in die Wanne quäle, überkommt mich dort, zumindest für wenige Minuten, ein behagliches Gefühl. Ich lasse mich fallen, tauche ein in eine Welt warmer Umarmungen. Nach einer Stunde sehe ich zwar aus wie Mrs. Crabs, aber immerhin hält die Wärme noch einige Minuten an. Nur in ein blaues Badetuch gehüllt hocke ich in meinem ungeheizten Schlafzimmer auf der Bettkante. Völlig sinn- und antriebslos warte ich auf ein Zeichen, ein Wunder, einen Motivationsschub. Ich warte so lange, bis mir wieder kalt ist, ich mich unter meine übergroße Bettdecke lege und den Stuck an der Decke mustere. Seit ich vor dreieinhalb Jahren hier eingezogen bin, frage ich mich, ob dieser Stuck tatsächlich ein Relikt prachtvollerer Zeiten ist. Und sollte dem so sein: Warum um Himmels Willen wurde Raufasertapete dazwischengepflastert? Mit Fragen wie diesen kann ich mich stundenlang beschäftigen. Mein Hirn versinkt in anderen Sphären, fabriziert seine eigenen Gedanken, bis ich vom Stuck an der Decke zum Dauerbrenner Steuererklärung komme ... und mein Magen sich plötzlich lautstark bemerkbar macht. Appetit ist das nicht, einfach nur ein leerer Magen, der nach Nahrung verlangt. Blöd nur, dass ich mal wieder nicht einkaufen war. Der Kühlschrank gibt nichts weiter her als ein paar verschrumpelte Tofu-Würstchen, ein bisschen Tomatenmark, eine halbe Paprika und ein offenes Tetrapack Apfelmus, in dem es wahrscheinlich schon lebt. Aufstehen und nachschauen lohnt sich nicht. Ich könnte mich natürlich anziehen und den nächsten Supermarkt aufsuchen, der nur vier Gehminuten entfernt ist. Rambo, mein hyperaktiver Mischling möchte auch raus, aber den Hund vorm Supermarkt anbinden und dort allein lassen, das kommt nicht infrage. Also müsste ich eigentlich zweimal aus dem Haus gehen ... Doch danach ist mir ganz und gar nicht. Schließlich übernimmt mein schlechtes Gewissen das Ruder, und ich ziehe mir wie in Trance meine Jogginghose und den Schlabberpulli an. Dass ich den schon seit sechs Wochen trage, ist mir egal. Um 11:21 Uhr bin ich soweit. Dick eingemummelt, damit mich niemand erkennt, und vor Blicken und Kälte geschützt. Es fühlt sich an, als würde ich feindliches Gebiet betreten, als müsste ich mir meinen Weg durch ein Tretminenfeld bahnen. Rambo hingegen ist völlig aus dem Häuschen und bester Laune. Es gelingt mir kaum, ihn anzuleinen. Auch die nasskalte Luft und der matschige Park trüben seine Laune nicht, und ich frage mich wie so oft, weshalb mir mein süßer haariger Kompagnon nicht einfach ein bisschen Lebensfreude abgeben kann. Dieser Gedanke begleitet mich die ersten zweihundert Meter, bis mich die kleinen blauen Hundeaugen überreden, den Ball zu werfen – und für einen Moment vergesse ich alle Smogwolken, empfinde und denke einfach mal nichts. Fühlt sich Unbeschwertheit so an? Wieder knurrt mein Magen, diesmal so laut, dass ich beschließe, mir auf dem Rückweg einen Avocado-Bagel zu genehmigen. Ich hole mir öfter etwas aus einer der vielen Fressbuden im Kiez oder lasse mir eine Pizza nach Hause liefern, obwohl ich weder etwas geleistet habe, um mir diese Extras gönnen zu dürfen, noch Geld dafür übrig habe. Um sechs Euro ärmer, mit einem dreckigen, aber ausgetobten Hund im Schlepptau und total durchgefroren schlurfe ich in meine Altbauwohnung im 1. Stock und finde, dass es nun an der Zeit ist, zu entspannen und den Tag ausklingen zu lassen. Es ist 13:51 Uhr. Ich fläze mich aufs Sofa und schaue Pastewka. Ich kann schon sämtliche Dialoge mitsprechen. Mit dem Bagel im Bauch versacke ich dort für den Rest des Tages, mache nichts, versuche, mein Hirn ruhig zu stellen, starre in die Flimmerkiste und lasse mich berieseln. Die einzigen Ausnahmen: ein zweites Vollbad und zwei weitere Gassirunden. Am Abend ist mein Körper bleischwer. Als wäre ich gerade Marathon gelaufen. Total erledigt verkrieche ich mich in mein Bett, ohne genau zu wissen, wie spät es ist – und schon habe ich das nächste Problem.

Schlaflosigkeit. Hervorgerufen von plötzlicher Euphorie und einem kribbeligen Tatendrang. Da liege ich im dunklen Zimmer unter der Bettdecke, und die ganze Welt steht mir offen. Was könnte ich alles tun ... Wer könnte ich sein ... Was könnte ich erleben ... Schade, dass mein Körper zu schlapp ist, um jetzt noch etwas auf die Beine zu stellen. Voller Vorfreude verschiebe ich all die spannenden Vorhaben und meine persönliche Revolution auf morgen ...

1

Die unerträgliche Leichtigkeit der Freiheit

»Du bist verrückt, mein Kind, du musst nach Berlin. Wo die Verrückten sind, da jehörste hin.« Diese berühmten Liedzeilen aus Franz von Suppés Operette *Fatinitza* habe ich mir zu Herzen genommen. Schon mit 14, als ich das erste Mal in Berlin war, wusste ich: Hier will ich mal leben. Das ist *meine* Stadt. Bunt, laut, schrill. Das Leben dort wirkte freier und ungezwungener. Äußerlichkeiten schienen hier nicht so wichtig, überall wuselten Menschen mit bunten Haaren herum, jeder schien zu tun, was ihm beliebte. Die Stadt und ihre Bewohner wirkten so gelassen, tolerant, cool. Das übte eine magische Anziehung auf mich aus, war es doch genau das Gegenteil von dem tristen Dorfleben, das ich kannte, wo Toleranz ein Fremdwort war und alle irgendwie gleich aussahen. Inspirierend war das nicht.

Mein erster Berlinbesuch fand im Rahmen meines Schulpraktikums statt: Ich begleitete Jan, einen Fotojournalisten und Freund meines Vaters, zu einem Filmdreh in die Hauptstadt, denn Jan sollte Behind-the-Scenes Bilder festhalten. Das war keine popelige Klassenfahrt, auf der nur Reichstag und Fernsehturm auf dem Programm stehen. Ich durfte das echte Berlin kennenlernen. Wir übernachteten bei dem Regisseur des Films. Der hieß Manfred, aber ich fand, dass dieser altbacken klingende Name überhaupt nicht zu ihm passte. Manfred war ein moderner Mittdreißiger mit großer Designerbrille und Retro-Turnschuhen. Seine Tochter Juliette, die in meinem Alter war, hatte er nach der Schauspielerin und Musikerin Juliette Lewis benannt. Manfred und Juliette lebten zusammen in einer riesigen Altbauwohnung im Prenzlauer Berg: Dielenboden, Stuck an der Decke und üppige Kachelöfen in jedem Raum. Die Einrichtung war ein moderner Mix aus Designerteilen und Flohmarktmöbeln. Manfred war alleinerziehend, und Juliette genoss viele Freiheiten. Bis dahin hatte ich noch keinen alleinerziehenden Vater kennengelernt, denn dieses Familienmodell war in hessischen Vororten noch nicht angekommen. (Und ich bezweifle, dass sich daran inzwischen etwas geändert hat.) Mit den bunten Strähnen im Haar, zwei verschiedenfarbigen Kniestrümpfen und einem quietschgelben Zebramusterkleid entsprach auch Juliette nicht dem typischen Vorstadtmädchen, aber genau meinem Geschmack. Ich hatte das Gefühl, endlich anzukommen. Hier, umgeben von Gleichgesinnten in puncto Musikgeschmack und Interessen, war ich in meinem Element. Juliette und ich quasselten stundenlang über das Leben in Berlin, sie erzählte mir, dass sie schon mal Nina Hagen auf der Straße getroffen habe und welche Berühmtheiten in ihrem Kiez wohnten. Ich lag auf ihrem Bett, das Gesicht auf die Hände gestützt, meine Ellenbogen in die Matratze bohrend, lauschte ich ihren Erzählungen. »Und was geht bei dir so ab?«, frage Juliette plötzlich. »Wo kommst du noch mal her? Frankfurt, oder?« »Fast. Ist eher so ein kleines Nest vor Frankfurt. Super öde«, antwortete ich und schämte mich fast für meine Herkunft. »Manchmal hänge ich aber auch in Frankfurt rum«, fügte ich hinzu, um mein langweiliges Leben wenigstens etwas aufzupeppen. »Klingt doch cool«, sagte Juliette. »He, kennst du schon die neue *Yeah Yeah Yeahs*? Hat mir mein Dad gestern mitgebracht. Soll ich die mal reinlegen?« »Ich liebe die *Yeah Yeah Yeahs*. Geil, mach an!«, erwiderte ich aufgeregt. Sie drehte die Musik voll auf und begann, auf dem Bett zu tanzen.

Am nächsten Tag fuhren Jan und ich mit Manfred in dessen altem dunkelblauen Mercedes zum Set. Juliette hatte Schule und konnte deshalb leider nicht mit. Die Fahrt dauerte fast eine Stunde, weil das Set außerhalb der Stadt lag. Ich trug eine riesige Sonnenbrille mit orangenen Gläsern aus den Siebzigern, trällerte mit Jan und Manfred den *Beatsteaks*-Song mit, der im Radio lief – und fühlte mich pudelwohl. Als der Song vorbei war, grinste Manfred zu mir herüber: »Du bist ´ne echte Type, wa!« Da war mir klar: Ich gehör´ nach Berlin. Nur hier würde ich mich entfalten und ich selbst sein können, ohne komisch beäugt, kritisiert oder gehänselt zu werden. Es war fast zu schön, um wahr zu sein – und letztlich war es das auch nicht. Damals konnte ich noch nicht wissen, dass Berlin verrückt macht. Ein Mensch muss schon in guter psychischer Verfassung sein, um hier nicht mit wehenden Fahnen unterzugehen und einen echten Psychoknacks wegzubekommen. So wie ich zwölf Jahre nach meinem ersten Besuch. Doch der Reihe nach ...

Bevor ich nach Berlin ging, legte ich erst noch einige schrille Au-pair-Monate London und sechs Studienjahre in Darmstadt ein. In Darmilein, wie ich die eintönige Stadt inzwischen liebevoll nenne, habe ich mich zeitweise zu Tode gelangweilt. Kein Wunder bei dem Kontrast zur pulsierenden englischen Metropole. Daaarmstadt (Gähn!) hieß Zwangsentschleunigung, die Stadt war überschaubar, mein soziales Umfeld grundsolide. Dazu passte mein zugebenermaßen sehr spezieller Musikgeschmack natürlich ganz und gar nicht, weshalb ich begann, auch das Genre Rock zu erobern, und ging mit meinen neuen Studienfreunden auf Indie-Pop-Partys und Hardcore-Konzerte. Aber ich wollte mehr. Mehr Action, mehr Abwechslung, mehr Punkrock, mehr Party. Innerlich hatte ich meine Koffer für Berlin schon gepackt, als die Liebe den ausschlaggebenden Schubs gab – und zack saß ich mit meinem damaligen Freund Rob* in einem WG-Zimmer in Berlin-Friedrichshain. Meine Abschlussarbeit konnte ich schließlich auch hier schreiben. Rob, der bereits vor acht Jahren von Darmstadt nach Berlin gezogen war, war bestens vernetzt und spielte in einer Band, wodurch ich ziemlich schnell viele Kreativlinge kennenlernte, von denen die meisten »was mit Medien« machten. War ich in Darmstadt als Tattoomodel der sprichwörtlich bunte Hund gewesen, war ich in Berlin plötzlich eine freischaffende Kreative unter vielen. Doch dieses vermeintlich inspirierende Umfeld stellte sich ziemlich schnell als zermürbend heraus – und nur wenige Monate nach meinem Umzug war meine psychische Gesundheit reif für die Tonne: Depression. Nicht herzzerreißend melancholisch mit einer Prise romantisierter Düsterkeit, wie man es aus *The Smiths*-Songs kennt, sondern so richtig mit Diagnose, Selbsteinweisung, Pillen und Therapie. Ich kannte mich selbst nicht mehr. Warum gerade jetzt, da ich endlich meinen Traum, in Berlin zu leben, verwirklicht hatte?

BLEIBEN ODER GEHEN?

»Ich produzier' im Moment mein erstes Album, hab' einen Blog, und nebenbei designe ich Ohrschmuck für Katzen«, erzählte Constanze, eine schlanke Blondine. Wir hatten uns vor zwei Mi-

---

* Alle Personen in diesem Buch wurden anonymisiert.

nuten an der Bar vom Lido kennengelernt. »Wow, das ist aber eine ganze Menge«, sagte ich bewundernd. »Kommst du damit denn gut über die Runden?« Ich kam mir etwas naiv vor. Das Mädchen aus dem Hessisch´ Outback hört staunend den tollen Geschichten der noch tolleren Szeneberlinerin zu. »Läuft mega gut, vor allem die Katzen-Klunker. Wurde grad in der Vogue gefeatured, und bei der nächsten Pariser Fashion Week will der Lagerfeld auch Katzen auf den Laufsteg schicken, die dann meine Schmuck-Kreationen tragen sollen«, schwärmte Constanze, während sie schon zum dritten Mal ihr Handy checkte. »Krass, hätte ich gar nicht gedacht … Ich geh mal schnell aufs Klo, sehen uns sicher später noch mal«, verabschiedete ich mich, genau wissend, dass wir uns an diesem Abend bestimmt nicht mehr sehen würden. Wer auf Berliner Partys jemanden abwimmeln möchte, verlässt die Situation einfach mit einer Ausrede (Toilettengang, Zigarettenpause oder neues Getränk) und dem Standardspruch »Wir sehen uns später«. So entgeht Mensch jedem unangenehmen Gespräch, ohne sein Gegenüber vor den Kopf zu stoßen.

»Kennst du diese Constanze?«, fragte ich Rob in der Lounge-Ecke. »Die hat mir eine total abgedrehte Story erzählt, dass sie irgendwas mit …« »Abgedreht trifft's«, unterbrach er mich und steckte sich eine Zigarette an. »Die hat so einen Sockenschuss. Glaub´ der bloß nichts. Die macht zwar wirklich irgendwie Musik und versucht sich an allem Möglichen, nichts klappt so richtig. Kann einem fast leidtun.« »Dann hat die mich einfach angelogen oder was?«, fragte ich irritiert. »Hm … Würde ich so nicht sagen. Sie hat halt ihre eigene Realität. Lust auf einen Pfeffi?« Damit war das Gespräch beendet, aber Constanze mit den Katzen-Klunkern ging mir auch am nächsten Tag noch durch den

Kopf. Rob schien nicht sonderlich schockiert darüber gewesen zu sein, dass sie Quatsch erzählt. Und wieso meinte er, dass sie einem fast leidtun kann? Das machte doch alles keinen Sinn. Wieso sollte jemand bewusst Unwahrheiten erzählen, obwohl fast jeder weiß, dass es nicht der Realität entspricht?

Rob und ich gingen oft aus, am Wochenende, unter der Woche, an jedem Wochentag war irgendetwas los. Schon bald kannte ich die Friedrichshainer Szene in- und auswendig – und merkte, dass die Menschen hier wirklich anders ticken. Sogar anders als in London. Irgendwie waren hier alle am Durchdrehen, als hätte man einem Kleinkind zu viel Zucker verabreicht. Alle etwas überspult und ständig auf der Suche nach dem nächsten Abenteuer. 99,6 Prozent meiner neuen Bekanntschaften kamen wie ich aus irgendeinem Kuhkaff und mit der gleichen Sehnsucht, in der großen Stadt zu leben, um sich kreativ zu entfalten. Ich war ganz erschlagen von all den Möglichkeiten und schillernden Figuren, die mir hier über den Weg liefen. Erfolgreiche Autoren, erfolgreiche Musiker, erfolgreiche Produzentinnen. Jeder war in dem, was er tat, besonders erfolgreich und einzigartig, ich wurde aber schon eine Woche später von eben jenen erfolgreichen Menschen um 10 Euro angeschnorrt, die ich natürlich nie wiedersah. All das, was hier Bedeutung hatte, war mir bislang gänzlich unbekannt gewesen, doch das Wichtigste von allem war der Schein: Jeder brüstete sich mit prominenten Bekannten, großen Auftritten und geilen Jobs. Mir war es unangenehm, so großspurig aufzutreten und meine Tätigkeiten an die große Glocke zu hängen. Hätte wahrscheinlich auch niemanden interessiert, denn hier interessiert sich jeder nur für sich selbst. Bescheiden und Berlin, das geht nicht zusammen. Deshalb war ich auch immer peinlich berührt, wenn in Runden, in denen reihum über tolle Errungenschaften, Aufträge und Jobs gesprochen wurde, irgendwann die Frage »Und, Vicky, was steht bei dir demnächst so an?« kam. In der Regel antwortete ich: »Ähm, nichts so wirklich.« Was leider auch der Realität entsprach. Und so wich die anfängliche Freude über die vielen neuen Freunde und Bekannten allmählich der Angst, nicht mithalten zu können. Ich kam mir klein vor, unscheinbar, wollte gleichzeitig aber auch gar nicht so richtig bei dem »Wer ist der Coolste«-Kampf mitmischen. Klein Vicky inmitten eines lärmenden Haufens von Revoluzzern, Vordenkern und Kreativen oder Träumern, Realitätsfremden und Labertaschen. Was nun? Die Stadt und die Menschen würde ich nicht verändern können, also sah ich für mich nur zwei Optionen: Bleiben und mich mit dem Trallala anfreunden oder wieder gehen. Manche entscheiden sich für Option drei: Bleiben und weiterhin aufregen. Doch das kam für mich nicht infrage. Und schließlich blieb ich – und freundete mich mit den hiesigen Gegebenheiten an.

DON´T BELIEVE THE HYPE!

Spätestens nach der dritten nackten Person in der Tram, der zehnten kruden Geschichte über utopische Zukunftspläne, dem hundertsten Ketamin-Angebot auf der Revaler Straße und meiner ersten Auseinandersetzung mit einem kotzenden Betrunkenen am U-Bahnhof Warschauer Straße war ich abgestumpft und angekommen. »Ist halt Berlin«, erkläre ich heute all jenen, die mich hier besuchen kommen. Und wer in Berlin wohnt, bekommt oft Besuch. Freunde, Verwandte, Bekannte, alle freuen sich, jemanden in dieser aufregenden Stadt zu kennen. »Ich glaube es nicht ... Hat der mir gerade wirklich Koks angeboten?«, sagte meine Mutter ungläubig, als wir zum ersten Mal gemeinsam am RAW-Gelände vorbeiliefen. »Koks geht ja noch«, sagte ich. »Mir wollte neulich jemand Crystal Meth verkaufen. Ist hier normal. Einfach ignorieren.« In solchen Momenten wird mir immer wieder bewusst, dass viele Dinge, die für mich mittlerweile Alltag sind, für andere Menschen irritierend, manchmal sogar verstörend sein können. Wer mitten in Berlin lebt, gewöhnt sich daran, dass Menschen im eigenen Hauseingang Heroin spritzen, nach drei Tagen im Berghain sonntagmittags über die Straße stolpern oder lebensgroße Pikachus durch die Straßen ziehen. Wer mitten in Berlin lebt, stumpft ab. Auch das gehört halt dazu. Auch das ist halt Berlin.

Ich selbst wohne heute nur 500 Meter Luftlinie vom Berghain entfernt. Angeblich ist dieser Bunker der bekannteste Techno-Schuppen auf unserem Erdball. Es gibt Menschen, die kommen nur deswegen nach Berlin und nicht selten werde ich von Touristen auf der Straße gefragt, wo es zum Berghain gehe oder wie es da so sei. Wenn ich mit Rambo Gassi gehe oder mit vollen Einkaufsbeuteln in der Hand vom Supermarkt komme, sehe ich in gewisser Regelmäßigkeit die Berghainzombies auf dem Heimweg. Sie sind unschwer zu erkennen, denn sie sehen fast alle gleich aus: ein kurioser Cocktail aus 90er-Jahre-Tic-Tac-Toe-Chic kombiniert mit Accessoires aus der Fetisch-Ecke bei Beate Uhse. Ein Grund, weshalb es mich dort nie hingezogen hat, sind die chemischen Substanzen, die dort zum guten Ton gehören. Der andere Grund ist die Musik. Techno ist überhaupt nicht meine Welt, aber tatsächlich der Soundtrack vieler hipper Menschen in dieser Stadt. Die Renaissance der hässlichsten Trends vergangener Jahrzehnte, das Ausüben eines besonders angesagten Jobs und das Berghain – das ist in Berlin wie Arsch auf Eimer. Donnerstag für Donnerstag pilgern die Berghainjünger zu ihrem grauen Betonkasten, um 72 Stunden später wieder herauszuwanken. Ganz Pfiffige gehen auch nur Sonntagmittag nach dem Brunch ins Berghain, um ein paar Runden zu tanzen und sich auf diese Weise das Cardiotraining zu sparen. Kurzum: Das Berghain ist ein Berliner Synonym für Hype. Als ich herausfinden wollte, was denn so besonders oder besonderer ist als an anderen Veranstaltungsorten, die sich auf elektronische Musik spezialisiert haben, erhielt ich die Standardantwort: »Weißt du, das Feeling ist anders. Musste erlebt haben, sonst kannste nicht mitreden.« Das ist Hype. Das ist typisch Berlin. Die Eröffnung des veganen Burger-Ladens eines bekannten Bloggers führte vor einigen Jahren dazu, dass die Polizei die Massen im Zaum halten musste, und inzwischen kann man an jedem Baum zwischen Moabit und Neukölln Ramen* essen. Die Berliner Hype-Kultur macht seine Bewohnerinnen und Bewohner zu Lemmingen. Da mag alles individualistischer, bunter, schriller daherkommen als in Flensburg oder Oberbayern, Cottbus oder Osnabrück, doch der Sog der Trends und Hypes ist hier – natürlich besonders! – ausgeprägt. In Massen strömen die Menschen sonntags auf den Mauerpark-Flohmarkt, uniformiert trotz künstlerischer Ader. Und auf Dauer ist es doch auch langweilig, stets und ständig und überall Bier aus der Flasche zu schlürfen, oder?

---

* Japanische Nudelsuppen-Art.

HAUPTSACHE NICHTS VERPASSEN!

Die deutsche Bundeshauptstadt ist ein El Dorado der Ausgehmöglichkeiten, potenziellen Beziehungspartner und Freunde, kulinarischen Vielfalt und Kulturereignisse. Ausstellungen, Konzerte, Theater, Restaurants, Bars und Cafés, wohin das Auge blickt. In Darmstadt gab es nur eine 24-Stunden-Kneipe, die ab 1 Uhr nachts wegen des Alkoholdunstes nicht mehr zu ertragen war, und in London wurden spätestens um 1 Uhr nachts dank der Sperrstunde die Bordsteine hochgeklappt. Ganz anders in Berlin: Hier kann Mensch rund um die Uhr ausgehen, essen, trinken, Gewichte stemmen, tanzen, flirten. In den ersten Monaten wusste ich gar nicht, wo ich zuerst hingegen sollte, und betrieb reinstes Club- und Locationhopping. Auf Dauer ist das nicht auszuhalten, sofern einem die eigene physische und psychische Gesundheit am Herzen liegt. Das überbordende Angebot ist mitunter ein massiver Stressfaktor. Manchmal kapituliere ich angesichts der vielen Optionen und lasse mich nur noch erschöpft aufs Sofa fallen, statt mich für dieses oder jenes entscheiden zu müssen. Das permanente Überangebot an Möglichkeiten hat bei Berlinbewohnern seine Spuren hinterlassen. Auch bei mir. So wurde mein liebstes Wort mit der Zeit *vielleicht*. Festlegen? Unmöglich! Wozu auch? An einem Abend kann der waschechte Szeneberliner schon mal auf fünf verschiedene Veranstaltungen eingeladen werden. Woher soll er denn Tage vorher wissen, ob er nun auf ein Konzert, einen Geburtstag, eine Floßfahrt oder Netflix-und-chill-Abend Lust hat? Diese Vielleicht-Macke greift früher oder später auf alle Lebensbereiche über. Waren gewisse Verbindlichkeiten früher keine Frage für mich – Termine und Verabredungen wurden einfach eingehalten und Schluss –, bot Berlin plötzlich die Option, sich spontan umzuentscheiden oder sich gar nicht erst festzulegen. Selbst zwischenmenschliche oder, besser gesagt, Paarbeziehungen bleiben von diesem Phänomen nicht verschont. Dass Polygamie und Polyamorie lebbare Lebensmodelle sein könnten, hätte sich Klein Vicky in Darmilein niemals vorstellen können. Inzwischen habe ich sogar Literatur zum Thema offene Beziehung im Bücherregal, weil es mir so oft begegnete, bis es sogar in einer meiner eigenen Beziehungen plötzlich aufkam. Generell ist gegen dieses Lebensmodell nichts einzuwenden. Schon der Alte Fritz war der Meinung, dass jeder nach seiner Façon selig werden sollte. Aber ich werde das Gefühl nicht los, dass sich hinter dem Wunsch nach freier Liebe oft Bindungs- und Verlustangst und Scheu vor Verantwortung verbergen. Oder sind all die Tinder-Dates, die sich möglichst sämtliche Optionen offen halten wollen, in der Woche diverse Dates und nebenbei vielleicht noch eine offene Beziehung und einen Fuckbuddy haben, etwa glücklich? Wie gesagt, es freut mich, wenn jemand darin seine Erfüllung findet. Aber wenn ich mich in meinem persönlichen Umfeld umschaue, entdecke ich viele einsame Menschen, die mit jedem Tinder-Date noch ein wenig einsamer werden. Natürlich findet unsere heutige romantische Vorstellung von Liebe und Beziehung vor allem in der Literatur des 18. Jahrhunderts und nur sehr selten in der Realität statt. Aus Liebe heiraten? Das ist eine vergleichsweise junge Idee und nicht unbedingt die Garantie für dauerhaftes Eheglück. Auch der Gedanke, dass es nur den einen oder die eine im Liebesleben eines jeden gibt, hat mit der Wirklichkeit nichts zu tun. Genauso wie wir uns verlieben können, genauso können wir uns auch wieder entlieben. Doch wer niemals für eine Liebe oder auch eine Beziehung einsteht und kämpft, wird ein emotionaler Schlaffi und Angsthase. Auf den ersten Blick mag es verlockend und nach Freiheit klingen, nie wieder Entscheidungen fällen zu müssen. Tatsächlich aber ist es unerträglich, tagein, tagaus rast-, ruhe- und orientierungslos allein vor sich hin zu leben.

Berlin ist bekanntlich die Hauptstadt der Singles, und obwohl viele von ihnen die große Liebe suchen, wird diese, sobald sie am Horizont auftaucht, häufig mit den Worten »Ich weiß nicht, ob es der/die Richtige ist« aufs Abstellgleis gestellt. Es könnte ja sein, dass etwas Besseres kommt. Und während jeder auf etwas Besseres wartet, hetzen wir von Date zu Date, von einem Vorstellungsgespräch zum nächsten, von Party zu Party. Irgendwann habe ich kapiert: Kann ja sein, dass es da draußen etwas Besseres gibt, aber wenn ich mich niemals festlege und permanent darauf hoffe, könnte ich das Beste verpassen, vor allem aber ist es ungeheuer anstrengend, einer Illusion hinterherzuhecheln, und führt unweigerlich dazu, dass man nie wirklich ankommt. Ab und zu eine Entscheidung zu treffen und mit dieser zufrieden zu sein, entspannt das Leben sehr, ist für Vielleicht-Junkies wie mich allerdings kein einfacher Weg, weil jede Entscheidung von der Angst begleitet wird, etwas zu verpassen. Bei Abendveranstaltungen geht es mir jedes Mal so: Bleibe ich daheim, statt mit Freunden zu dieser oder jener Party zu gehen, denke ich ausnahmslos, dass ich gerade den Abend meines Lebens verpasse. Alle anderen haben Spaß, nur Klein Vicky sitzt zu Hause und führt ein langweiliges Leben. Unter uns: Bis jetzt habe ich noch nichts Weltbewegendes verpasst.

DEPRESSIONSHOCHBURG BERLIN

Mit meinem »Dachschaden« bin ich in der Hauptstadt wahrlich nicht allein. Laut jüngsten Studien ist inzwischen fast jeder dritte Berliner zwischen 18 und 25 an einem psychischen Leiden erkrankt.[*] Und die Nummer eins bei den Psycho-Krankheiten ist ... Genau! Die Depression. Da die Dunkelziffer bei psychischen Erkrankungen enorm hoch ist, dürfte die tatsächliche Zahl sogar noch um einiges höher sein. Das Problem besteht darin, dass sich viele Menschen keine Hilfe suchen, zumal manche auch gar nicht wissen, was ihnen fehlt. So tauchen etliche Erkrankte in keiner Statistik auf. In meinem Umfeld haben etwa 70 Prozent der Leute mit Panikattacken, Depression, Traumata und anderen psychischen Leiden zu tun. Und davon sind nur wenige in ärztlicher oder psychologischer Behandlung. Ein Grund dafür ist, dass dem Überangebot an Feiermöglichkeiten eine Unterversorgung an Therapieplätzen und Aufklärung gegenübersteht. Die Klapsmühlen sind voll, das weiß ich aus eigener Erfahrung, und Therapeuten auf Jahre ausgebucht. Eine denkbar schlechte Kombination für Betroffene – insbesondere, da Berlin ein Nährboden für Depression und Co. zu sein scheint. All die Möglichkeiten und Freiheiten, die die Metropole an der Spree so verlockend machen, führen nicht selten zum seelischen Exitus. Wohin mit den zahllosen Reizen, neuen Gesichtern und Erlebnissen? Hinzu kommen Alkohol, ein ungesunder Schlaf-wach-Rhythmus, tagelange Partys, Fast Food – bis Körper und Geist plötzlich

---

[*] Quelle: https://www.barmer.de/presse/bundeslaender-aktuell/berlin-brandenburg/aktuelles/psychische-erkrankungen-berlin-153172 (letzter Zugriff: 28.6.2018).

ausgebrannt sind. Eine weitere Hürde, die Großstädter zu nehmen haben, ist die Einsamkeit. Allein im Wald oder am Strand zu sein fühlt sich meist gut und sogar erquickend ein. Doch ist man allein unter tausend gefühlt fröhlichen Menschen, wird aus dem Allein- schnell ein Einsamsein. Wer neu nach Berlin zieht, spürt die ungewohnte Anonymität um sich herum. Das Mietshaus, in dem Rob und ich anfangs wohnten, glich einem Wespennest, ständig zogen Menschen aus und andere ein. Die Nachbarn kennenzulernen war deshalb fast nicht möglich. Alle hatten ihren ganz eigenen Rhythmus, und etliche Wohnungen wurden ausschließlich an Touristen vermietet. Auch auf der Straße traf ich selten bekannte Gesichter. Jeder in dieser Stadt schien in seiner Blase zu stecken, nur an das eigene Überleben zu denken, und alles war ein bisschen unpersönlicher, als ich es kannte. Umso wichtiger war es, mein Seelenheil mit dem Rhythmus der pulsierenden Stadt in Einklang zu bringen, um nicht vollends auf der Strecke zu bleiben. Der Kiez hat mir dabei geholfen. Denn auch wenn hier alles anonymer ist, gibt es doch immer wieder Menschen, die einem netten Schwätzchen auf der Straße nicht abgeneigt sind und sich über ein Lächeln am Morgen freuen. Ich habe die Scheu vor der großen Stadt nach und nach abgelegt und festgestellt, dass es gar nicht unpersönlich sein muss. Inzwischen ist mein Kiez manchmal sogar wie ein Dorf: Der Postbote begrüßt mich auf der Straße mit Namen, beim Café-Betreiber um die Ecke bleibe ich gern auf einen Plausch stehen, und ich kenne mittlerweile sogar meine Nachbarn. Tja, so ist das: Erst wollte ich partout weg vom Kleinklein eines Vorortes, und nun ist es der Dorfcharakter meines Kiezes, der mir in dieser großen Stadt Halt gibt.

IRGENDWAS MIT MEDIEN

Der Berliner Winter ist mindestens genauso bescheiden wie der Wohnungsmarkt. Weder über das eine noch über das andere hatte ich mir vor meinem Umzug Gedanken gemacht. Eine angemessene Wohnung zu einem angemessenen Preis zu finden ist heute der reinste Horrortrip, denn die Preise explodieren ebenso wie die Bewerberzahlen. Umso mehr weiß ich meine vier Mietwände mit Balkon zu schätzen. Als Selbstständige mit Hund hätte ich in der aktuellen Situation höchstens in Marzahn-Hellersdorf oder Spandau eine Chance. Selbst Menschen ohne Arbeit kommen leichter an eine Wohnung, weil die Vermieter notfalls auf das Amt zurückgreifen können, wenn die Miete nicht ankommt. »Ich sach's Ihnen, wie's is: Is nen Beamter bei den Bewerbern, kriejt der die Wohnung. Danach geht´s nach Einkommen. Sie brauchen sich eigentlich nicht mal bewerben«, erklärte mir die Maklerin bei einer Besichtigung mit 104 anderen Interessenten. Die Stadt ist voller Selbständiger, aber niemand will sie haben. Noch so ein typisches Berliner Überangebot: tolle Menschen, die vieles können, vor allem sich selbst im besten Licht darstellen. Eine Weile dachte ich wirklich, dass es in Berlin leichter sei, bekannt zu werden, dadurch mehr Follower und somit zahlungskräftige Kooperationspartner zu bekommen, hier und da schnell ein paar gute Model- oder Moderationsjobs abzustauben, um schließlich das Füßchen in der Tür zu haben. Am Arsch die Räuber! Es war viel, viel schwerer. Der hiesige Markt ist so überfüllt und übersättigt, da will jeder irgendwas Cooles mit Medien machen, wirklich alle haben einen erfolgreichen Blog, eine Band, ein Label oder alles zusammen.

Überall Constanzes mit Katzen-Klunker-Märchen. An Luftschlossarchitekten mangelt es der Bundeshauptstadt jedenfalls nicht. Kein Wunder, schließlich steht Coolness hoch im Kurs – und wer es nicht ist und keine tolle Geschichte zu erzählen hat, der denkt sich entweder eine aus oder bläst eine Statistenrolle zur oscarnominierten Hauptrolle auf. Die Stadt ist bunt, quietschig, anders und inspirierend. Das lädt förmlich dazu ein, sich die kühnsten Träume auszumalen und in andere Sphären abzutauchen.

Berlin ist aber auch die Stadt der leeren Versprechungen. Wie häufig wurden mir Jobs angeboten, die wie Seifenblasen zerplatzten. Ich finde, das BER-Desaster spiegelt die Mentalität vieler Berlinbewohner ziemlich gut wider: gute Vorsätze und Versprechungen, die sich meist als utopisch erweisen. Die Quelle für das leere Gerede ist wohl einmal mehr, dass sich viele größer denken, als sie sind.

Aus allen Teilen der Welt kommen die Menschen hierher, um das sexy Flair Berlins aufzusaugen und zu genießen. Wer nur zu Besuch ist, kratzt ein bisschen an der Oberfläche, lässt sich vom schrägen Charme der Feiermeile rund um die Warschauer Straße und von kleinen Cafés mit Omas Möbeln beflügeln. Erst bei Dauernutzung wird deutlich: Der Trash-Chic der Stadt und die Verrücktheit der Einwohner geht nicht ganz spurlos an ebendiesen vorüber. Wo gestern noch das gemütliche Café war, ist morgen schon ein Yogastudio für Kids. Steigende Mietpreise, Gentrifizierung und die ständig neuen Hypes machen Berlin unberechenbar. In Bezirken wie Friedrichshain, Kreuzberg, Prenzlauer Berg, Neukölln und Mitte tummeln sich die coolen Menschen, hier werden erfolgreiche

Alben komponiert, Beststeller geschrieben und Modetrends erfunden. Ja, Berlin hat sich den Ruf, eine besondere Stadt zu sein, durchaus verdient. Aber jeder, der jetzt nach Berlin zieht, ist nicht automatisch besonders, und sollte aufpassen, nicht im Partystrudel unterzugehen und nicht jeden Tag auszuschlafen, nur weil die Freunde das auch alle so machen. Ich weiß, wovon ich schreibe, denn mir erging es in meinen ersten Berlinmonaten ganz genauso: Ich war fast nur noch aus, habe mittags einen teuren Bagel gefrühstückt, um die coole Szenerie fotografisch festzuhalten und mit der Internetwelt zu teilen. Ich bin zu sogenannten Promi-Events, der Fashion Week und Filmpremieren gepilgert. Mir war gesagt worden, dass man das so machen muss, um gesehen und berühmt zu werden. Getreu dem Motto »Fake it till you make it« stöckeln oder latschen so regelmäßig Möchtegern-Sternchen über die roten Teppiche, um dort von Pressefotografen abgelichtet zu werden. Manchmal zahlt sich diese Hartnäckigkeit gepaart mit auffälligem Äußeren aus, man landet in Klatsch-Magazinen und kann eventuell den einen oder anderen Auftrag abstauben. Es dauerte eine Weile, aber dann habe ich doch eingesehen: Für mich ist das nichts. Diese Scheinwelt mit ihren Schampus schlürfenden Selbstdarstellern und Schwätzern zerrt an meinen Nerven und meinem Selbstbild. Ich will mir die Menschen, mit denen ich mich umgebe, selbst aussuchen und vor allem nicht danach gucken, ob sie mich auf der Karriereleiter voranbringen. Ich möchte Menschen um mich haben, die aufrichtig und lebensfroh sind. Dann können sie von mir aus auch gern einen an der Bimmel haben ...

KRAFTAKT BERLIN

Ich kam, sah und scheiterte. Anfangs fühlte ich mich wunderbar kosmopolitisch, weltgewandt und beflügelt. Dann merkte ich jedoch, dass die meisten anderen um mich herum auch nur Exil-Dorfis waren, die alle ein bisschen ausrasten wollten, um oft nach einen paar Jahren Exzess und Abriss ihre Zelte wieder abzubrechen und zurück ins Dorf und in solide Bahnen zu steuern. Ich blieb und wurde von dem Tsunami an Reizen und Möglichkeiten hinweggespült – Hals über Kopf hinein in eine handfeste Depression. Wer hierher kommt, muss lernen, Grenzen zu ziehen, auch mal eine Party sausen lassen und vor allem ganz nah bei sich bleiben. Ich kenne wirklich niemanden in Berlin, der nicht schon mal komplett durch die Wand getreten hat und sich erst durch den ganzen Scheiß durchbeißen musste. Auch ich musste mir irgendwann überlegen, ob ich mit dieser unendlichen Freiheit umgehen kann und will. In Berlin wurde meine Unstrukturiertheit befeuert und jede Macke gefüttert, all das, was bei mir sowieso schon in Schieflage war, wurde hier zum Kentern gebracht. Da war ich einmal so frei von Grenzen, wie ich es mir immer gewünscht hatte, musste mich um nichts kümmern, wohnte kostenlos bei meinem Freund – und schon krachte ich mit Karacho gegen die Wand. Es ist nicht so, dass Berlin mich krank gemacht hat, aber die Stadt hat mir meine Probleme ungefiltert vor die Nase gehalten. Ich habe mich selbst auf die Probe gestellt und musste schmerzlich erfahren, dass ich so ganz ohne Rahmen eben doch nicht auskomme ...

2
Goldener Reiter

Manchmal verändern scheinbar unbedeutende Dinge ein ganzes Leben. Kleinigkeiten, Nichtigkeiten, unspektakuläre Ereignisse, die unter gewissen Vorzeichen aber nur schwer wegzustecken sind. Ein einfacher Streit mit einer Freundin, ein verpatztes Bewerbungsgespräch für einen Job, den man sowieso nicht machen wollte, oder die Nachricht, dass der Lieblingsschokoriegel vom Markt genommen wurde. Ein Tropfen nach dem anderen, bis der eine kommt, der das Fass zum Überlaufen bringt – und plötzlich ist die Depression da. Der Boden unter den Füßen schwindet, bis da nur noch ein dunkles Loch ist. Daran ist bestimmt nicht der harmlose Schokoriegel schuld, aber vielleicht lässt gerade er das Kartenhaus der eigenen mentalen Gesundheit in sich zusammenfallen. Dann beginnt das große Grübeln nach den Ursachen, den Gründen für das emotionale Dauertief.

Der Umzug von Darmstadt nach Berlin krempelte mein Leben einmal um, obwohl es immer mein größter Wunsch gewesen war, in dieser trubeligen Stadt zu leben. Doch die Realität war leider nicht so blumig wie erwartet. Da mir nur noch zwei Scheine und die Bachelor-Arbeit zum Uniabschluss fehlten, hatte ich mit meinen Professoren vereinbart, dass ich die nötigen Credit-Points über Zusatzaufgaben erreichen konnte. Damit war allerdings der Rahmen, den der Unialltag vorgegeben hatte, weggebrochen. Halt und Struktur futsch, um mich herum eine unbekannte Metropole, vor mir eine wacklige Zukunft. Plötzlich sah ich einfach keinen Grund mehr, mein Bett zu verlassen.

Nach und nach folgten kleinere und größere Rückschläge, immer wieder Absagen, bis ich mich total überflüssig fühlte. Ich war reichlich unmotiviert, hatte Freunde und Familie in Hessen zurückgelassen und wusste nichts mit mir anzufangen. Jede Rechnung bereitete mir Bauchschmerzen. Zwar wohnte ich kostenlos bei Rob, in dessen WG-Zimmer, aber natürlich musste ich trotzdem irgendwie alleine über die Runden kommen. Durchzecken war noch nie mein Ding gewesen. Nach ein paar Monaten in der Hauptstadt dann der erste Tiefpunkt. Ich hatte versucht, in einem Plattenladen zu jobben, doch mir widerstrebte die stumpfsinnige Arbeit, und so kündigte ich schon nach wenigen Wochen. Die folgende Monotonie des Alltags, die Orientierungslosigkeit, das Gefühl, mich selbst unterwegs verloren zu haben, machten mich müde – und zu den anfangs zermürbenden Gedanken gesellten sich körperliche Symptome wie Migräne und Magenschmerzen. Schließlich nahm ich allen Mut zusammen und probierte es mit Psychotherapie. Meine Hausärztin hatte mir dazu geraten, nachdem sie keine physische Ursache für meine gesundheitlichen Probleme hatte ausmachen können und ich ihr einmal weinend mein Herz ausgeschüttet hatte. Samt der Empfehlung, eine Therapie zu beginnen, wurde mir auch eine Liste mit Therapeuten in Berlin ausgehändigt.

Psychotherapie, das war bis dahin nichts gewesen, was ich in irgendeiner Weise mit mir und meinem Leben in Verbindung gebracht hätte. Ich und Seelenstriptease? Ich bin eher der reservierte Typ. Aber jetzt spürte ich genau, dass mir mein Leben entglitt, dass ich Hilfe brauchte. Trotzdem war ich skeptisch und verwirrt, fühlte mich von der Situation überrollt. Ich telefonierte die Liste ab und erreichte endlich eine Therapeutin, die noch einen freien Therapieplatz hatte. Das ist heute wie ein Sechser im Lotto.

Die Therapeutin war schon um die Sechzig und hatte ihre Praxis in einer Plattenbausiedlung. Sie empfing mich, aufrecht und streng hinter ihrem Behördenschreibtisch sitzend, in einem Zimmer, das den muffigen Charme längst vergangener Zeiten versprühte. Der triste Ausblick auf das Grauingrau von Stadt und Himmel machte die frustrierende Szenerie perfekt. Und hier sollte ich nun neuen Lebensmut schöpfen? Fünf Sitzungen hielt ich durch, dann unterließ ich es einfach, neue Termine zu vereinbaren. Eigentlich ein Unding, schließlich war der Antrag bei der Krankenkasse bereits durch – und so schnell würde man mir keine neue Therapie bewilligen. Das war mir allerdings ebenso egal wie alles andere auch. Ich dümpelte so vor mich hin, war völlig orientierungs- und antriebslos. Nachts schaute ich stundenlang irgendwelche dumpfen Serien, denn schlafen konnte ich ja eh nicht. Mein Tag begann frühestens um 12 Uhr mittags, mein Speiseplan wurde sehr überschaubar: Buchstabensuppe aus der Tüte, Kartoffelpüree aus dem Beutel oder ein Burrito vom Imbiss gegenüber. Dort war ich schon bald eine gute Bekannte. »Ein großer Burrito vegan, mit Räuchertofu extra, ohne Jalapeños?« Ja, immer das Gleiche, fast täglich, obwohl ich mich dafür schämte, denn nicht mal ein Brot zu schmieren gelang mir noch. Jede Entscheidung war mir zu viel. Wenn die Verkäuferin dann auch noch probierte, ein bisschen mit mir zu plaudern, war ich anschließend so ausgelaugt wie nach einem Fußmarsch durch die Wüste Gobi ...

So verging die Zeit. Tage, Wochen, Monate verschmolzen zu einem zähen Klumpen. Jede einzelne Stunde öde und unbedeutend. Ein Potpourri aus Weinen, Sinnkrisen, Panikattacken und körperlichen Schmerzen – bis zu meiner persönlichen Stunde Null.

Es war Ende September, und wieder einmal regnete es in Berlin. Ich gammelte in dem WG-Zimmer meines Freundes Rob herum, schaute wie immer irgendeine Serie, ohne irgendetwas von der Handlung mitzubekommen. Rob war gerade von einer kleinen Tour mit seiner Band zurückgekommen und fragte mich nun, wie ich denn die letzten Tage verbracht habe und ob er etwas für mich tun könne. Was sollte ich ihm antworten? Dass ich apathisch im Bett gelegen hatte und dass die Druckstellen vom Liegen und mein verspannter Rücken höllisch wehtaten? Ich schämte mich so sehr für meine Antriebslosigkeit, dass ich mich aus dem Bett bewegte. Während Rob in der Wohnung herumwuselte, seine Tasche auspackte und in der Küche verschwand, setzte ich mich in meinen Gammelklamotten, die mir gleichzeitig als Schlafanzug und Tagesoutfit dienten, an meinen Schreibtisch. Ich wollte produktiv sein, irgendetwas machen, wusste nur nicht was. Rob war eben ziemlich komisch gewesen, grübelte ich, was war wohl los? Oder bildete ich mir das bloß ein? Es passierte mir schließlich immer wieder, dass ich nicht genau wusste, ob etwas nun real oder nur in meinem Kopf stattfindet. Aber er war so kackfreundlich gewesen, regelrecht bemutternd. Total übertrieben. Träge räumte ich ungeöffnete Briefe von links nach rechts, baute kleine Stapel, als er plötzlich neben mir auftauchte. Ich hob den Kopf und blickte ihn an, ohne etwas zu sagen, als er mir schon kurz und knapp eröffnete, er habe in Hamburg mit Laura, einer gemeinsamen Freundin, geschlafen. Kaum ausgesprochen wurde aus dem müden, apathischen Sack, der ich war, ein angepikstes Huhn. Allerdings nur innerlich, nach außen war ich wie gelähmt. Tausend Gedanken jagten mir gleichzeitig durch den Kopf. Doch ich stierte nur stumm auf den abgeblätterten Nagellack an meinem rechten

Daumennagel. Rob räusperte sich, hustete, seufzte und sagte schließlich:»Los, Vicky, sei wenigstens sauer auf mich.« Er hatte gut reden. Woher sollte ich die Energie nehmen? Ich war zwar tief verletzt und gekränkt, aber ich hatte ja auch alles dafür getan, in diese Misere hineinzuschlittern. Eine Freundin, die monatelang nur herumliegt, keine körperliche Nähe ertragen kann und gar nicht richtig am Leben teilnimmt, ist nun wirklich nicht sonderlich attraktiv. Zum ersten Mal sah ich mich mit Robs Augen: ein Häufchen Elend, dem Lachen ebenso schwerfällt wie Weinen oder Küssen. Mein Hirn spielte Pingpong. Verständnis wurde binnen Sekunden von Trauer und Verzweiflung abgelöst ... Als Rob ohne ein weiteres Wort das Zimmer verlassen hatte, beschloss ich spontan, zu meiner Freundin Tina zu gehen, die direkt neben uns wohnte. Völlig aufgelöst saß ich mit Bier und Kippen, die ich auf einem kleinen Umweg beim Späti unten im Haus besorgt hatte, bei Tina auf dem Sofa und erzählte ihr immer wieder, was passiert war, während ich ein Sterni nach dem anderen in mich hineinschüttete. Irgendwann unterbrach Tina mein Geleier:»Und was jetzt?« Darüber wollte ich eigentlich gar nicht nachdenken. Aber nun stand die Frage im Raum. Ich könnte mich trennen, ich könnte ihm verzeihen, ich könnte beginnen, an mir zu arbeiten, wir könnten es noch mal miteinander versuchen. Mir standen ja alle Türen offen. Nur leider war ich nicht alleine, ich hatte nämlich eine fette Depression im Schlepptau, die mir Entscheidungen unmöglich machte. Also debattierten Tina und ich stundenlang, wie es für mich weitergehen könnte. Immerhin hatte ich ja keine eigene Wohnung, keinen festen Job, aber ein Studium angefangen und einen Hund, der auch Rob gehörte. Mir schwirrte der Kopf. »Leg dich in mein Bett, Vicky, ruh dich aus!«, sagte Tina besorgt.

Doch kaum lag ich im Bett, begann mein Herz, wie wild zu klopfen. Meine Kehle war ausgetrocknet und wie zugeschnürt. Todesangst überkam mich. Es fühlte sich an, als wäre mein Leben einfach vorbei. Kein Sonnenaufgang mehr. Stocksteif und kurzatmig war ich der aggressiven Gefühlslawine ausgeliefert, die mich tosend unter sich begrub. – Plötzlich war da nur noch ein grelles Pfeifen und mir so entsetzlich schwindelig. War's das jetzt mit mir? Oder hatte ich noch eine Chance? Wie in Trance griff ich mein Smartphone, googelte psychiatrische Klinik Berlin. Sollte ich mich selbst einweisen? Ich recherchierte, las in Foren Beiträge zum Thema Selbsteinweisung, bis ich sogar genau wusste, welche Klinik für mich zuständig war. Ich stand an einer Weggabelung, ohne eine Ahnung, wohin mich der Weg führen würde. Wie Alice im Wunderland. Und bevor ich es mir doch noch anders überlegen würde, ging ich zu Tina hinüber, die tief und fest auf dem Sofa schlief. Als ich sie weckte und ihr mitteilte, was ich vorhatte, bot sie sofort an, mich zu begleiten. Aber ich wollte es lieber alleine durchziehen. So leise wie möglich schlich ich mich zurück in die WG-Wohnung, doch Rob schlief nicht. Im Gegenteil. Fix und fertig saß er auf seinem Bett. Seine Schuldgefühle und Verzweiflung, als ich sagte, dass ich mich selbst einweisen würde, waren ihm anzusehen. Er versuchte aber auch nicht, mich abzuhalten. Gehetzt, als könnte ich es gar nicht abwarten, in die Klapse zu kommen, packte ich ein paar Sachen wie Pullover, Schlüpfer und Zahnbürste in eine Tasche. Woher sollte ich auch wissen, was Psychiatriepatienten so brauchen, geschweige denn, wie lange ich weg sein würde. Mit einem »Tschüss, ich schreib' dir!« verabschiedete ich mich und rannte die Treppe hinunter. Das Taxi, das ich mir gerufen hatte, stand schon unten, als ich atemlos aus der

Haustür stürmte. »Zum Klinikum Am Urban, bitte«. »Notaufnahme?« Musste ich denn in die Notaufnahme? »Lassen Sie mich einfach am Haupteingang raus.« Auf meiner Fahrt in die Klinik sah ich die erwachende Stadt an mir vorbeiziehen, fühlte mich, als wäre ich auf der Reise zu einem fremden Planeten. Plötzlich wusste ich genau, was Joachim Witt in seinem Song »Goldener Reiter« meinte ... Vor dem Portal des grauen Betonklotzes, der irgendwie bedrohlich wirkte, angekommen, gab ich dem Fahrer einen 20-Euro-Schein, verzichtete auf das Wechselgeld und stieg aus dem Taxi. Klassische Musik am Eingang begleitete ein paar ältere Herrschaften mit Rollstühlen und Beatmungsgeräten bei ihrer Morgenzigarette. Es war 4:23 Uhr und die Eingangshalle entsprechend leer, dunkel und leise. Offenbar war nur die Notaufnahme besetzt. »Hallo«, sagte ich zu der Dame am Schalter, »ich möchte mich gern selbst einweisen.« Jesus Christus, mir ging so der Stift. Was tat ich hier eigentlich? »Ihre Gesundheitskarte«, wurde ich ohne jede Gefühlsregung aufgefordert. Selbsteinweisungen von Menschen mit Suizidgedanken gehörten demnach zum Klinikalltag. Nachdem die Formalitäten geklärt waren, sollte ich im Wartebereich Platz nehmen. Außer mir waren dort nur ein Snackautomat, der in regelmäßigen Abständen laute Brummgeräusche von sich gab, eine Uhr, die hier sicher schon seit über dreißig Jahre vor sich hin tickte, sowie zig Hinweiszettel und Belehrungen an den Wänden. Es dauerte nicht lange, da rief mich ein junger, gutaussehender Arzt in ein Behandlungszimmer. Na, super, dem soll ich, die Meisterin im Gefühleausplaudern, jetzt erzählen, wie schlecht es mir geht? In dem engen, fensterlosen Zimmer war es entsetzlich stickig. Zusammengekauert wie ein Häufchen Elend saß ich auf einem orangefarbenen Plastikstuhl, während der junge Arzt einen Fragebogen hervorholte und vor sich auf den Tisch legte. »Den gehen wir jetzt gemeinsam durch.« Die vier Sternis, die ich getrunken hatte, machten die ganze Situation nicht leichter, da ich hundemüde war und weder Nerven noch Energie für einen Fragenkatalog hatte. Aber da musste ich jetzt wohl durch. Auffällig lange kauten wir meine konkreten Suizidgedanken durch, aber ich vermied es, ehrlich zu antworten, aus Angst, in die geschlossene Abteilung zu kommen. Ein paar Notizen später rief der Arzt irgendwo an und wollte wissen, ob dort ein Bett frei sei. Netterweise geleitete er mich sogar zum Fahrstuhl und fuhr mit mir in die zweite Etage. Wir passierten eine Glastür, an der in großen Lettern Station 21 stand. Hier verabschiedete sich der Arzt. Und eine sehr mütterlich wirkende Krankenschwester stellte sich als Schwester Hildegard vor und nahm mich mehr als herzlich in Empfang. Sie war auffallend klein, hatte blondes, kurzes Haar und eine Brille mit dicken Gläsern, die mich an den Boden von Marmeladengläsern erinnerten. Schwester Hildegard führte mich in ein dunkles Dreibettzimmer und deutete auf das mittlere Bett. »Da können Sie sich erst mal ausruhen. Der Stationsarzt kommt dann später zu Ihnen.« Sie ging hinaus und ließ mich völlig perplex in dem dunklen Zimmer zurück. Ich sah weder, wie groß es tatsächlich war, noch wer rechts und links von mir lag. Es war richtig unheimlich, und ich fühlte mich schrecklich ausgeliefert. Ohne mich auszukleiden, setzte ich mich auf das Bett und kramte mein Handy aus der Tasche. Gedankenverloren drückte ich darauf herum, wusste allerdings nicht so recht, was ich eigentlich damit nun tun sollte. Wem sollte ich denn jetzt schreiben, niemand außer Rob und Tina wusste von meiner Selbsteinweisung. Und alles andere war mir sowieso gerade zu viel. Rechts von mir, Richtung Fenster, dröhnte klassische Musik aus einem Kopfhörer, links schnarchte jemand ziemlich laut, während mir Tränen über die Wangen liefen. Plötzlich wollte ich nur noch weg. Was zum Geier tat ich hier? Wahrscheinlich war mir eh nicht zu helfen ... Nie zuvor hatte ich mich so einsam gefühlt. Wieder einmal war Bibi Blocksberg mein letzter Strohhalm. Möglichst leise fischte ich in meinem Jutebeutel nach meinen Kopfhörern, um mich mal wieder mit einer Geschichte der kleinen Hexe zu beruhigen. Eingerollt wie ein Embryo legte ich mich hin, lauschte den Stimmen in meinen Ohren, ohne etwas zu kapieren, und versank in einem immer stärker werdenden Weltschmerz. Der Drang, einfach aufzustehen und wegzugehen, war immens. Gleichzeitig hatte ich keine Ahnung wohin. Also blieb ich, wo ich war. Um Punkt 7 Uhr war es dann endlich soweit: Das Licht ging an, Schwester Hildegard kam herein und fragte, wie es mir gehe. Meine Mitpatientinnen drehten sich rücksichtsvoll zur Seite, während die Schwester und ich auf der Bettkante sitzend miteinander sprachen. Fast flüsternd erklärte ich ihr, dass ich einen riesen Fehler begangen habe, denn so schlecht gehe es mir gar nicht und ich könne problemlos wieder nach Hause. Meine Erkenntnis schien Schwester Hildegard nicht sonderlich zu wundern und sie bat mich ebenso verständnisvoll wie ernst, doch einfach erst mal anzukommen, den Tag abzuwarten und mit dem Stationsarzt zu sprechen. Erschöpft, wie ich war, nickte ich nur und murmelte ein Danke. Kurz tätschelte Schwester Hildegard meine Schulter, dann verließ sie das Zimmer wieder.

Am liebsten hätte ich die Augen vor der ganzen Welt und meiner Zukunft verschlossen. Ich sehnte mich nach Ruhe. Stattdessen musste ich meine Zimmernachbarinnen kennenlernen. Die

Dame am Fenster, Renate hieß sie, glaube ich, war mir sofort unsympathisch, begrüßte mich nur kurz angebunden und bemerkte dann mit säuerlichem Gesichtsausdruck, ich habe sie in ihrer nächtlichen Ruhe gestört. Diese Renate sah aus, als hätte sie entweder schon viel in ihrem Leben durchgemacht oder zwanzig Jahre Malochen in einer Raucherkneipe hinter sich. Rechts neben mir lag Marta, deren herzliche, aber ruhige Art mir guttat. Marta war das genaue Gegenteil von Renate: klein, untersetzt, graues, krauses Haar und eine auffällige Brille mit dunklem Rahmen auf der Nase. Hier sind also doch nicht nur lauter Verrückte, mit denen ich den Alltag, das Klo und Frühstücksbesteck teilen muss, dachte ich erleichtert. Marta erklärte mir erst mal geduldig den Tagesablauf: Jeden Morgen um 7 Uhr wird geweckt, danach auf jeden Fall aufstehen, denn im Bett darf nur liegen, wer körperliche Leiden hat. Nach dem Frühstück in einem Gemeinschaftsraum finden erst der Stuhlkreis, dann verschiedene Therapien, das Mittagessen und wieder Therapien statt. Danach rumhängen, Abendessen, rumhängen und früh ins Bett. Jeder Tag war gleich getaktet.

Von zig Augenpaaren beobachtet, schlich ich hinter Marta her zum Frühstücksraum. Die Neue zu sein, war schon immer mein persönlicher Alptraum gewesen. Nun also sogar in der Klapse. Die Gänge waren mit hellgrauem Linoleum ausgelegt, und es roch ein wenig nach alten Menschen, ansonsten aber hatte die Station eher etwas von einer Jugendherberge. Zum Glück durfte ich mich an Martas Tisch setzen. Neben mir saß Claudia, eine Zwölfjährige, gefangen im Körper einer Dreiunddreißigjährigen, die sich offensichtlich mit Marta angefreundet hatte und nun munter drauflosplauderte. Nervös und unausgeschlafen wie ich war, bekam ich keinen Bissen runter und trank nur einen Tee, während die vier anderen am Tisch sich gegenseitig über ihre Termine und Pläne für den Tag informierten. Von Sport war da die Rede, und Marta hatte wohl nachmittags eine Einzeltherapiestunde. Kaum hatte Marta den letzten Krümel ihres Nutellabrötchens vom Teller geklaubt, knuffte sie mich in die Seite und sagte: »Los, wir müssen uns beeilen, wenn wir nicht zu spät bei der Morgenrunde sein wollen.« Hastig schob ich meinen Stuhl nach hinten und stand auf. Morgenrunde? Was kommt denn jetzt? Wenig später fand ich mich in einem tristen Mehrzweckraum mit zwei vertrockneten Pflanzen in der hintersten Ecke wieder. Die etwa 25 Patienten der Station 21 und eine Schwester der Frühschicht saßen in einem Stuhlkreis, manche hatten die Augen geschlossen, andere drehten Däumchen oder kauten Fingernägel.

»Wir haben einen Neuzugang«, sagte die Schwester mit kräftiger Stimme, um den Kreis zur Ruhe zu ermahnen. Und schon waren alle Augen auf mich gerichtet. Hoffentlich muss ich nichts sagen, schoss es mir durch den Kopf. Ich hasse Vorstellungsrunden, das Herzklopfen, die feuchten Hände und den obligatorischen Frosch im Hals. »Hallo Frau Müller. Möchten Sie sich kurz vorstellen?« Shit. Aus meinem verballerten Kopf kamen drei gestammelte Sätze zu meiner Person. Dann begann auch schon das allmorgendliche Ritual: die Fragerunde. Jeder sollte seinen Gefühlszustand definieren und sich auf einer Wohlfühlskala von 1 bis 10 einordnen. Bei Marta klang es ungefähr so: »Ich bin heute so bei 4. Ich möchte aber nicht näher darauf eingehen.« Andere führten ihren Gemütszustand genauer aus und erklärten der Runde, wieso es ihnen besser, schlechter oder gleichbleibend ging. Gruselig. Selbst meiner Familie und Freunden erzählte ich nur in homöopathischen Dosen etwas über mein Innenleben. Und nun soll ich hier, vor zwei Dutzend Fremden ausbreiten, wie es mir geht? Herrjemine. Eigentlich fühlte ich mich wie -3, murmelte aber, dass ich so bei einer 2 liege. Glücklicherweise wurde ich nicht gezwungen, näher darauf einzugehen. Und endlich war es geschafft – die Fragerunde war vorbei, und alle machten sich auf zu ihrer ersten Therapie des Tages. Diese vielen neuen Eindrücke hatten mich enorm angestrengt. Mein Kopf schwirrte und schmerzte, mein Herz raste. Wahrscheinlich kann ich mich deshalb so gut wie gar nicht an das folgende Gespräch mit dem Stationsarzt erinnern. Da sind nur noch zwei Fetzen: »Wir verlegen Sie in ein ruhigeres Zimmer. Medikamente immer zur Medikamentenausgabe bei den Schwestern.«

WOCHE 1

Die ganze erste Woche verbrachte ich wie in Trance. Ich wusste weder, wie lange ich eigentlich hier sein noch was mich erwarten würde. Erfreulich war jedoch, dass ich tatsächlich in ein Zweibettzimmer verlegt wurde, das Bett am Fenster bekam und meine Zimmernachbarin bereits kannte: die aufgedrehte, etwas quietschige und kindliche Claudia. Als ich das Zimmer zum ersten Mal betrat, war sie selbst zwar gerade nicht da, aber ihr Klinikbett mit Kinderbettwäsche. Normalerweise hätte ich so etwas absolut albern gefunden, jetzt aber gaben die bunten Eulen dem kleinen Zimmer eine persönliche Note, die mich irgendwie beruhigte. Die Sonne schien durch die orangegelben Vorhänge und tauchte alles in ein warmes, einladendes Licht. Mit einem

Seufzer ließ ich meine Tasche neben mein Bett plumpsen – und dann bekam ich erstmals die Wunderpille verabreicht: Tavor. Bislang hatte ich immer genau die Wirkung und Nebenwirkungen von Pillen, die ich mir einwarf, recherchiert. Dafür hatte ich hier und jetzt aber weder die Gelegenheit noch die Kraft. Es hieß, diese kleine blaue Pille werde mir helfen, also nahm ich sie. Minuten später war ich eingeschlafen. Ein traumloser Schlaf. Wie tot. Ab jetzt bestimmte Tavor meinen Tagesablauf. Morgens Tavor, abends Tavor. Eine bleierne Müdigkeit verdrängte alle Grübeleien, und ich fühlte mich wie in Watte gepackt. Zwischen den Pillenmahlzeiten gab es zwar auch etwas Nahrhaftes zu essen, doch ich hatte so gut wie keinen Appetit – und jeden Morgen aufs Neue der Stuhlkreis. Ich nahm aber nur selten teil, weil ich zu fertig war. Schon das Aufschlagen der Lider war ein Kraftakt.

Claudia und Marta gingen oft in die parkähnliche Anlage hinter dem Klinikum, um eine zu rauchen, und fragten mich jedes Mal, ob ich mitkommen wolle. Wie ferngesteuert stieg ich dann in den Fahrstuhl, ließ mich zwei Stockwerke hinunterfahren, schaute den beiden beim Rauchen zu, fuhr wieder hoch und legte mich hin. Mein Leben fühlte sich an wie das Eindosen von Thunfisch am Fließband: vollautomatisiert und fad. Doch diese Monotonie war genau das, was ich jetzt brauchte. Urlaub fürs Hirn. Zwar kam Rob mich besuchen, brachte mir weitere Klamotten, meine Plüschfledermaus Fledi, zwei Tafeln Rittersport Marzipan und ein paar warme Worte. Doch ich nahm ihn eigentlich kaum wahr und hatte auch wenig Lust, mehr als drei Sätze zu sprechen. Nach einer halben Stunde gab Rob auf und verabschiedete sich: »Wenn du was brauchst, ruf an!« Es war bestimmt nett gemeint, aber ich bekam nicht mal ein Danke heraus. Auch meine Eltern hatte ich inzwischen telefonisch informiert, wo ich zeitweilig untergekommen war. Meine Mutter war ziemlich besorgt und schickte mir prompt ein Care-Paket: noch mehr Süßkram, eine schöne Karte mit ein paar aufbauenden Zeilen, angenehm duftende Handcreme, Kuschelsocken und Snoopy-Bettwäsche. Nun sah es bei Claudia und mir aus wie auf der Kinderstation, was vermutlich mehr über unseren Zustand aussagte, als wir ahnten. Claudia war nicht nur selbst sehr kindlich, sie hatte auch zwei kleine Kinder, die manchmal zu Besuch kamen. Was genau ihr fehlte und weshalb sie hier war, habe ich bis zum Schluss nicht recht verstanden. Denn wie alle anderen auch erzählte sie nur häppchenweise, und man musste sich die Leidensgeschichte selbst zusammenbasteln.

Vollgedröhnt richtete ich mich nach und nach in meinem Krankenzuhause ein und freundete mich auch allmählich mit dem Gedanken an, noch ein bisschen länger hier zu verweilen. Hatte ich denn eine andere Chance?

WOCHE 2

Wie easypeasylemonsqueezy die erste Woche gewesen war, bekam ich gleich zu Beginn der zweiten Woche in Form eines Therapieplans serviert. Besonders abwechslungsreich war der nicht, wir hatten vier verschiedene Therapien, die zum Teil zweimal in der Woche stattfanden. Sport stand meist als Erstes auf der Agenda und war dummerweise die einzige Therapie, die täglich stattfand. Das Wort »Sport« allein ließ mich zusammenzucken. Ich sollte morgens aufstehen, frühstücken, im Stuhlkreis meine Gefühlswelt offenbaren und dann zum Sport? Klang nach einem absoluten Alptraum-Start in den Tag. Doch wider Erwarten entpuppte sich die morgendliche Sporteinheit als ziemlich sinnvoll, obwohl das »Training« einem Hybrid aus Schulsport und Aerobicvideos aus den Achtzigern ähnelte. Den Kurs leitete eine etwa sechzigjährige Dame, die aussah, als würde sie allmorgendlich aus einem Jungbrunnen trinken. Manche Übungen waren ziemlich albern und auch nicht wirklich anstrengend, aber sie förderten die Mobilität – und man wurde wach. Meine schlaffen Glieder freuten sich, dass ich mal aktiv wurde.

Das Psychopharmakon Tavor bekam ich nun nicht mehr. Kein Wunder, macht der Wirkstoff Lorazepam doch relativ schnell abhängig und steht in Verdacht, das Demenzrisiko zu fördern. Dafür wurden mir andere Pillen wie Smarties gereicht; auch ein Antidepressivum stand auf meinem Speiseplan. Und die Nebenwirkungen gab es gratis dazu: Jede Fahrstuhlfahrt in den Raucherpark wurde zur Tortur, weil mir die unnatürliche Bewegung des Fahrstuhls Schwindel, Übelkeit und ein unangenehmes Körpergefühl bereitete. Noch problematischer waren jedoch die Themen Nahrungszufuhr und Nahrungsabfuhr. Essen war mein schlimmster Feind, so übel war mir oft. Auch konnte ich schon seit Tagen nicht auf die Toilette. Drei Tage ohne Stuhlgang ist schon mal okay, aber an Tag 6 wurde ich doch etwas besorgt. So musste sich der Wolf mit den Wackersteinen im Bauch gefühlt haben. Dieser Klinikaufenthalt war alles andere als eine Erholungskur. Die Nebenwirkungen der Medikamente, das Nahrungsdebakel, die Therapien sowie die Leiden meiner Mitpatienten machten den Alltag höllisch anstrengend.

Dass ich hier immer mehr über mich preisgeben musste, war mir zuwider. Vor allem die intensive Einzeltherapie, in der es darum ging, in meiner Seelenwelt herumzustochern. Die Therapeutin, bei der ich in Einzeltherapie war, schien gerade erst ihr Studium abgeschlossen zu haben, so jung wirkte sie. Minimal älter als ich. Doch im Gegensatz zu mir bestach Frau Abramowsk durch eine gesunde »Ich habe mein Leben im Griff«-Mentalität und trug unter ihrem offenen Arztkittel ziemlich moderne Kleidung. Kurz: das komplette Gegenteil meiner Plattenbautherapeutin ...

Wir saßen in einem kleinen Raum, der wegen einer defekten Jalousie ziemlich dunkel war, an einem rechteckigen Tisch, sie mir gegenüber mit einem großen Block vor sich und einem Stift in der rechten Hand, allzeit bereit, sich Notizen zu machen. Sie stieg auch sofort ein, indem sie von mir wissen wollte, warum ich jetzt hier sitzen würde. »Weil es in meinem Therapieplan steht«, antwortete ich. Ihr Stirnrunzeln zeigt mir, dass das offenbar nicht die Antwort war, die sie erwartet hatte. »Frau Müller, weshalb sind Sie in der Klinik? Auf diese Frage möchten wir doch beide eine Antwort finden, oder nicht?«, sagte Frau Abramowsk ungeduldig. Zaghaft begann ich, ihr zu erzählen, was mich dazu bewegt hatte, mich selbst einzuliefern. Namen wollte ich nicht nennen, also sprach ich nur von meinem Freund, woraufhin sie sagte: »Sie meinen Rob.« Irritiert erwiderte ich: »Woher kennen Sie denn meinen Freund?« »Na,

Sie haben mir doch schon letzte Woche von ihm und dem, was passiert ist, erzählt.« Was sagte sie da? Ich konnte mich weder an die Frau, geschweige denn an eine Therapiestunde bei ihr erinnern. Was wusste sie denn noch alles über mich? Nur sehr halbherzig beantwortete ich ihre weiteren Fragen, denn diese Gedächtnislücke hatte mich tief verunsichert. Schuld war bestimmt das beschissene Tavor ... Während ich zusammenhangsloses Zeug aus meinem Leben preisgab, kam ich mir sehr albern vor und bezweifelte, dass dieses Gerede auch nur ein klitzekleines bisschen half. 45 Minuten später hatte ich es endlich überstanden und verzog mich so schnell wie möglich auf mein Zimmer. Zum Glück waren die Nachmittage therapiefrei, denn den Schock, mit einem Filmriss zu leben, musste ich erst mal verdauen. Ich hatte bestimmt schon zwei Stunden an die Decke gestarrt, als Claudia den Kopf in die Tür steckte.

»Kommste mit eine rauchen?«

Zu dem Rauchergrüppchen im Park gesellten sich auch Patienten von anderen Stationen mit ganz unterschiedlichen Krankheitsbildern – Borderline, Depressionen, Angststörungen –, aber ich interessierte mich nicht wirklich für die Schwerpunkte anderer Stationen, das Chaos in meiner eigenen Birne reichte mir. »Hi, ich bin Nadine«, sprach mich plötzlich ein Mädel in meinem Alter an. Gesichtszüge wie eine griechische Göttin und dunkles glattes Haar. Eine ungewöhnliche Erscheinung. »Ich glaube, wir haben einen gemeinsamen Bekannten.« In der Regel hatte ich wenig Bock, mich zu unterhalten. Ich sah und hörte lieber nur zu wie im Kino. Das war nicht so anstrengend. Aber dieses sommersprossige Gesicht lächelte mich so freundlich an, dass ich mich auf ein Gespräch einließ. Es stellte sich heraus, dass sie eine erfolgreiche Schauspielerin und Sängerin war. »Ich checke hier schon seit Jahren immer mal wieder ein«, erzählte sie. In diesem Moment fühlte ich mich zum ersten Mal seit Langem wieder wie ein ganz normaler Mensch. Sieh an, Victoria, dachte ich, jemand, der in bekannten Filmen mitspielt, rote Teppiche überquert wie andere Zebrastreifen, sitzt im selben Boot wie du. Vielleicht bist du gar kein Alien, sondern in bester Gesellschaft. Es kann jeden treffen; davor bewahrt einen weder Erfolg noch Geld noch gutes Aussehen. Je mehr Nadine über sich erzählte, desto mehr tat sie mir leid. Sie musste ihre Klinikaufenthalte unbedingt geheim halten, nicht mal ihre Freunde wussten Bescheid, nur ihre Mutter. Immerhin hatte sie Verpflichtungen, nicht nur ihrer Band gegenüber, so vieles hing von ihr und ihrem Gesundheitszustand ab. Der Druck, der auf ihr lastete, war ihr regelrecht anzusehen, wenn sie durch den Park schlich, meist in eine viel zu große Jacke gepackt, den dunkelgrünen Schal tief ins Gesicht gezogen. Tatsächlich glich ihre Körperhaltung der vieler Patienten auf den Psycho-Stationen: die Schultern hochgezogen, der Kopf nach unten geneigt, als wollte man ihn vergraben, der Rücken rund, null Körperspannung, null Energie. Wie Zombies liefen wir umher, meist mit trauriger Miene.

Die Klinik war wie eine graue Blase, abgeschirmt von der bunten Außenwelt, in der die Patienten nichts hinterfragten. Auch ich lebte mich ein, überließ mich dem tristen Trott. Und dank eines rektal verabreichten Abführmittels konnte auch das Darmproblem gelöst werden Einen ganzen Nachmittag hatte damit zu tun, endlich wieder aufs Klo gehen zu können. Dass ich mich dafür allerdings in dem großen Bad mit der einzigen

Badewanne auf der Station einschloss, stieß bei einigen Mitpatienten auf wenig Verständnis, war es doch ein beliebtes Ritual, sich gegen Abend ein entspannendes Schaumbad zu gönnen. Doch den Kampf, den ich dank der Psychotabletten mit meiner Verdauung austragen musste, wollte ich nicht für jedermann hörbar ausfechten.

Mein Appetit hingegen wollte nicht so recht zurückkehren; und dafür gab es auch keine Haurucklösung. So beschloss die Ärzteschaft, die Erbsen und Kartoffeln auf meinem Teller abzuzählen, mich täglich zweimal zu wiegen und mir regelmäßige Standpauken zu halten, um meinen Abmagerungsprozess zu stoppen. Dass ich nicht richtig aß, war ein Fakt. Doch wollte ich damit weder gegen irgendetwas protestieren noch litt ich unter einer Essstörung. Grund für meine Appetitlosigkeit waren mein abgrundtiefer Kummer und die Medikamente. Das wollte man mir aber nicht glauben, und so wurde »gestörtes Essverhalten« bei mir diagnostiziert. Die Folge war, dass ich mich noch schlechter fühlte und mich mit aller Kraft dazu zwang, dreimal täglich das Essen in mich hineinzuquetschen. Und mit jedem Gramm mehr auf der Waage hellten sich die Gesichter an der Waage wieder auf.

WOCHE 3

Lange konnte ich meinen aktuellen Aufenthaltsort im Freundeskreis nicht verheimlichen, spätestens nach der dritten fadenscheinigen Absage kamen besorgte Nachfragen und schließlich die ersten Besuche, obwohl ich nicht sonderlich scharf darauf war. Es war mir unangenehm, dass Freunde mich in dieser Umgebung sahen. Außerdem hatte ich wenig Lust, mich vernünftig anzuziehen. In der Klinik trug ich fast immer Jogginghose und Schlabberpulli mit Flecken diverser Mittagessen, und meine grünen Haaren waren auch schon stark ausgewaschen ... Kurzum: Ich sah mitleiderregend aus. Warum sollte ich mich so der Außenwelt präsentieren? Entsprechend nervös und unsicher war ich, als Sylvie, eine meiner besten Freundinnen, mit ihrem Mann im Schlepptau und einem großen Blumenstrauß in der Hand mein kindlich dekoriertes Zimmer betrat. Beschämt begrüßte ich die beiden, führte sie kurz herum und schlug vor, an den Kanal zu gehen. Von einer diensthabenden Schwester ließ ich mir meine Ausgangskarte signieren – jetzt hatte ich zwar eine Stunde lang frei, doch diese strikte Klinikweisung war mir vor Sylvie und ihrem Mann grässlich unangenehm ... Deshalb versuchte ich, möglichst jeden Besuchsversuch abzuwenden. Lieber verbrachte ich meine Freizeit mit Harry Potter oder den Menschen von Station 21. Als mir allerdings eine Freundin wie aus heiterem Himmel via WhatsApp schrieb, sie bitte mich um Verständnis, dass sie mich nicht besuchen käme, weil sie mit so etwas nichts zu tun haben wolle, bekam meine Blase ein fieses Loch. Während meine Augen die Zeilen ihrer Nachricht überflogen, wurde mir speiübel. MIT SO ETWAS ... Ich schämte mich wie noch nie in meinem Leben. Schämte mich für das, was und wo ich war. Wie eine Verrückte lief ich eine halbe Stunde lang im Zimmer auf und ab, überlegte, was ich ihr antworten könnte. MIT SO ETWAS. Sie tat ja so, als wäre ich Bambis Mörderin, würde nachts Hundegiftköder auslegen oder kleine Kinder essen. In mir tobten Trauer, Wut und Verzweiflung um die Wette.

Ich fühlte mich ohnmächtig und irgendwie falsch. Defekt. Vielleicht war »mittelgradig depressive Episode« ja auch ansteckend, und alle wussten es, außer mir. Vielleicht musste ich in Quarantäne bleiben, um niemanden mit dieser Seuche anzustecken …

Nach diesem Tritt ins Herz zog ich mich mehr und mehr zurück, begleitete Claudia und Marta nicht mehr »auf ein Zigarettchen«, sprach nur das Nötigste und traf mich am liebsten mit Harry Potter und Bibi Blocksberg. Von zwischenmenschlichem Kontakt hielt ich mich fern.

Rückblickend hat mir der Klinikaufenthalt sehr genau gezeigt, wo die echten Freunde sind und wer lieber das sinkende Schiff verlässt. Eine ebenso traurige wie wichtige Lektion. Heute bin ich in einem Kreis von Menschen, die mich nehmen, wie ich bin, und dazu gehört eben auch eine depressive Ader.

Die Tage wurden immer langweiliger, Tag für Tag das gleiche Programm, der gleiche Ablauf, die gleichen Gesichter, das gleiche Gejammer. Dann und wann kam zwar mal ein neues dazu und ein anderes ging, aber andere Menschen interessierten mich eh nicht. Sogar meine Essensauswahl passte zu diesem Entschleunigungsprogramm: Meist aß ich mittags Kartoffeln mit einer hellen Soße, Erbsen und Karotten sowie einen Soja-Joghurt zum Nachtisch, morgens und abends jeweils eine Scheibe Brot mit veganer Wurst. Veganes Essen war in der Klinik nun mal nicht en vogue, aber ich war froh, dass es überhaupt etwas für mich gab. Wenn zur Mittagszeit zwei große Wagen mit Tabletts – jedes mit einem Namen – auf den Gang geschoben wurden, schnappte ich mir schnell mein Tablett und verschwand damit im Zimmer, wo ich meine Ruhe hatte. Denn Claudia aß wie die meisten Patienten in einem der Gemeinschaftsräume.

Da saß ich dann. Seit 21 Tagen jeden Mittag zur gleichen Zeit an einem quadratischen Tisch auf einem grau gepolsterten Stuhl, genoss die Ruhe, blätterte durch Magazine und pikste Erbsen auf meine Gabel. Trotzdem waren diese warmen Mittagessen kleine Highlights in meinem Klinikalltag.

Nach dem Essen fand oft die Ergotherapie statt. In Grüppchen schlurften die Patienten mit vollem Magen und gähnend zum Aufzug, um ins Erdgeschoss und von dort über eine Treppe ins Souterrain zu gelangen. Der Therapieraum, der an die sogenannte Tagesklinik angeschlossen war, war dank mehrerer Fenster erstaunlich hell und modern eingerichtet. Zu uns Klinikinsassen gesellten sich hier auf den Fluren auch Menschen von außerhalb, meist ehemalige Patienten, die weiterhin Therapien wahrnehmen, aber zu Hause schlafen und sich wieder in das normale Leben eingewöhnen. Wir wurden allerdings immer feinsäuberlich voneinander getrennt betreut, damit es zu keiner Vermischung kam, was meine Theorie der Ansteckungsgefahr untermauerte.

Sinn und Zweck der Ergotherapie war es, sich kreativ zu betätigen und am Ende des Klinikaufenthalts bestenfalls ein Erfolgserlebnis samt eigenem Kunstwerk mit nach Hause zu nehmen. Ich war zunächst total überfordert von den diversen Utensilien, die dazu aufforderten, seiner künstlerischen Ader freien Lauf zu lassen. Die Regale und Schränke quollen über vor lauter Pinseln, Farben und Blöcken. Und überall standen fertige Kunstwerke anderer Patienten herum, die entweder vergessen worden waren oder noch trocknen, aushärten oder ruhen mussten.

In der ersten Ergotherapiestunde meines Lebens hatte die Ergotherapeutin sich neben mich an einen grauen Tisch gesetzt, der mich an meine Schulzeit erinnerte, um mir zu erläutern, welche Möglichkeiten der künstlerischen Entfaltung sich mir boten. Häkeln, Malen, Basteln, Töpfern, sogar Korbflechten. Doch nichts davon hatte mich auch nur ansatzweise gereizt. Und so hatte ich mir erst mal angeguckt, was meine ergotherapieerfahrenen Mitpatienten so kreierten. Die meisten hatten kleine Projekte begonnen, viele davon mit Ton. Schalen, Aschenbecher (vielleicht sollte ich Claudia einen töpfern), kleine Vasen. Wie im Kindergarten. Einige hatten jedoch kapituliert und waren damit beschäftigt, Kreise oder wellenförmige Linien auf ein Stück Zeichenpapier zu malen. Also gut, dann eben abstrakte Objekte. Damit hatte ich die drei folgenden Therapiestunden verbracht, bis endlich ein Tonblock meine Aufmerksamkeit auf sich zog. Dieses unförmige Teil in der weißen Plastiktüte sah irgendwie spaßig aus. Challenge accepted. Mit Ton hatte ich zwar noch nie gearbeitet, aber ich wollte es mir selbst auch nicht zu leicht machen. Schließlich waren die Tage hier nicht wirklich spannend, da konnte etwas Nervenkitzel nicht schaden. Ein Krake sollte es werden, mit Tentakeln und allem Drum und Dran. Als ich mein Vorhaben ankündigte, erntete ich skeptische Blicke und Worte, überraschenderweise spornte mich das eher an. Erst mal googelte ich nach Bildern, um mich inspirieren zu lassen, dann legte ich los. Die Stunden bei der Ergotherapie vergingen wie im Flug, und ich konnte es gar nicht abwarten, an meinem »Kraki« weiterzuwerkeln. Und kurz vor meiner Entlassung war er tatsächlich fertig. Silbrig-grün schimmert er heute aus einer Vitrine neben meinem Schreibtisch und dient mir als Beweis dafür, dass ich alles schaffen kann: Kraken aus Ton formen und mich mutig meiner Erkrankung stellen.

In der dritten Woche beschloss die Ärzteschaft, dass ich mich wieder an »draußen« gewöhnen müsse; und so wurde mir »eine Nacht daheim« verordnet. Aus medizinischer Sicht mag das ja ein sinnvoller Schritt gewesen sein, für mich aber war es eine Katastrophe. Ich sollte an den Ort zurück, vor dem ich geflüchtet war? Dorthin, wo ich vor wenigen Wochen noch dachte, mein Leben sei zu Ende? Wo ich kein Morgen mehr gesehen hatte und den ich inzwischen mit vielen schlechten Gefühlen verknüpfte? Erst jetzt merkte ich, wie viel Schutz die Klinik mir bot und wie komfortabel dieses vorgegebene Leben ist. An nichts musste ich selbstständig denken, mir drohten keine Gefahren, und mein Hirn konnte durchatmen. Als ich Rob davon erzählte, freute er sich hörbar, denn wir hatten uns seit meiner Selbsteinlieferung ja nur einmal gesehen. Und als ich im Hintergrund auch noch Rambo bellen hörte, wichen Furcht und Skepsis allmählich einer kribbeligen Aufregung. Vielleicht tat ein Tag Heimaturlaub ja wirklich gut ...

Eigentlich war alles wie immer, als ich mit der U1 zur Warschauer Straße fuhr und den Rest der Strecke zu Fuß lief. Überall Gewusel, der Bahnhof Ostkreuz stand auch noch an Ort und Stelle, ebenso mein geliebter Burrito-Laden. Aber es fühlte sich anders an. Ich kam mir vor wie eine Fremde. Sollte ich mich in so kurzer Zeit verändert haben? Wie ein Kind im Spielwarenladen sah ich mir alles genau an, jedes Geschäft, jeden Pflasterstein betrachtete ich mit großen Augen. Neugierig, aber auch ängstlich. War das hier wirklich noch meine Heimat? Vor der Haustür blieb ich einige Minuten lang stehen, versuchte, durch tiefes Ein- und Ausatmen mein rasendes Herzklopfen unter Kontrolle zu bringen, was mir allerdings nicht sonderlich gut gelang. »Los jetzt, Vicky, da oben sitzt der Mann, mit dem du dir seit einem Jahr ein Bett teilst, und dein Fellbaby wird sich überschlagen vor Freude – wovor also Angst haben?«, stupste ich mich an ...

Kaum hatte ich die Tür zu unserer Wohnung aufgeschlossen, sprang Rambo schon mit wedelndem Schwanz an mir hoch. Mir war gar nicht bewusst gewesen, wie sehr ich ihn vermisst hatte, den fröhlichen kleinen Racker. Der kleine Hundekörper zitterte richtig vor Freude. Auch Rob kam lächelnd auf mich zu, doch wir waren beide etwas unsicher, und so fiel die Begrüßung kühler aus als erwartet. Rob hatte zur Feier des Tages sogar gekocht und »unsere« Serie eingelegt, aber ich fühlte mich wie zu Besuch und überhaupt nicht wie zu Hause. Fröstelnd kuschelte ich mich an Rambo, der mir kaum von der Seite wich. Rob hatte sich in die andere Ecke des Bettes verkrümelt, daddelte mit seinem Smartphone, während ich mich immer wieder fragte, was das Richtige für mich war. Sollte ich hier wohnen bleiben? Wie würde es sich anfühlen, eigene vier Wände zu haben? Konnte ich mir das überhaupt leisten? Wahrscheinlich wäre es schlauer hierzubleiben ... Die anstrengende Gedankenspirale drehte sich weiter und weiter. Und ich freute mich schon wieder auf den schützenden Trott der Klinik.

Als ich am Sonntagnachmittag zurückfuhr, war es eine echte Wohltat. Bloß zurück in die Blase, wo es immer warm war, wo es immer etwas zu essen gab, wo ich guten Gewissens krank sein durfte.

Marta und Claudia warteten schon gespannt auf meinen Bericht und waren ein wenig enttäuscht, dass ich so wenig zu erzählen hatte. »Aber hast du dich nicht auch ein bisschen gefreut, Rob zu sehen?«, fragte Marta mit einem mütterlichen

Ton. Offensichtlich wollte sie wirklich, dass es mir rasch besser ging, was mir das schönste Gefühl des ganzen Wochenendes bescherte. »Sind vielleicht die Pillen, die machen dich janz stumpf. Vielleicht biste deswegen so komisch druff. Geht mir ooch so«, fügte Claudia hinzu. Auch sie meinte es nur gut, war aber manchmal etwas trampelig. »Und jetzt lasst uns noch ne Runde Karten kloppen. Keine Widerrede«, sagte Marta, um die Situation zu entschärfen, und kniff mich aufmunternd in die Wange. Tatsächlich genoss ich den Abend im Gemeinschaftsraum. Wir spielten »Level 8«, tranken literweise Apfelschorle und gackerten wie kleine Schulmädchen. Hier fühlte ich mich aufgehoben, verstanden und heimelig. Wie paradox, dachte ich. Aber diese gelöste Atmosphäre, gepaart mit meinen angespannten Erinnerungen an den »Heimaturlaub«, war eine richtige Energiequelle, und so entschied ich, meine größte Sorge selbst in die Hand zu nehmen. Nach der dritten Runde »Level 8« ging ich ins Zimmer, klappte den Laptop auf und begann, nach Wohnungen zu suchen. Vielleicht wäre es ja die Lösung aller Probleme, wenn Rob und ich einfach zusammen in eine andere und vor allem eigene Wohnung zögen. Schließlich wohnten wir zu zweit mit Hund in einem WG-Zimmer. Keine guten Bedingungen für gar nichts.

Die Wohnungssuche wurde zur Obsession, denn ich hatte mir in den Kopf gesetzt, nicht mehr in die WG zurückzukehren. Also musste ich mich schnellstmöglich drum kümmern. Auch die Schwestern, Frau Abramowsk und der Stationsarzt wollten wissen, wo ich denn nun wohnen würde nach meinem Aufenthalt. Allerdings war das Thema Wohnungssuche ein echter Kraftakt für mich, nachdem die anfängliche Euphorie von einem trüben Gedankengefühlsmix gedämpft worden war. Rob und ich hatten im

Sommer schon einmal versucht, eine Wohnung für uns drei zu finden. Ohne Erfolg. Immerhin waren wir beide nicht fest angestellt, sahen aus, wie wir aussahen, und galten daher als minderwertige Kandidaten auf dem hitzigen Berliner Wohnungsmarkt.

Am Ende der dritten Woche war ich ausschließlich mit Wohnungssuche und meinem Kraken beschäftigt. Meine Erbsen wurden dank einer leichten Gewichtszunahme nicht mehr gezählt, die Therapeutin und ich hielten regelmäßig unseren kleinen Plausch, und die Medikamente hauten glücklicherweise nicht mehr so derb rein ... Grund genug für das ärztliche Personal, mir zu eröffnen, dass ich die Klinik nach der vierten Woche verlassen werde. Betten in diesen Institutionen sind eben heiß begehrt, vor allem in einer Stadt wie Berlin. Nun dauerte es also nicht mehr lange, und das echte Leben hatte mich wieder. Raus aus meiner kleinen heilen Welt, raus aus Claudias und meinem »Kinderzimmer« ... Umso wichtiger, dass ich bis dahin eine Wohnung fand. Ich telefonierte mich dumm und dusselig, um einen Besichtigungstermin für Sonntag zu ergattern. Eine Woche vor Aus- und Einzug, ganz schön knappe Kiste. Aber es klappte: Der Termin sollte am Sonntagmorgen um neun sein. Normalerweise war ich vor neun Uhr nicht ansprechbar, aber der Rhythmus der Klinik hatte mich inzwischen so umgepolt, dass ich um diese Zeit schon bei meinem zweiten Tagestief angelangt war.

Sicherheitshalber machte ich mich schon um 8 Uhr auf den Weg nach Friedrichshain. Da Rob es vorzog, seine Nachtruhe bis in den Vormittag auszudehnen, musste ich den Termin jedoch alleine wahrnehmen. Begeistert war ich davon nicht, aber ich wollte auf Teufel komm raus eine Wohnung. Drei Zimmer, Küche, Bad mit Badewanne, Stuck, Dielenboden, Balkon, perfekt gelegen – und ich war die einzige Person, die zur Besichtigung erschien. Allen anderen war 9 Uhr offensichtlich auch zu früh. Mit Engelszungen redete ich auf den Makler ein, erzählte ihm, was Rob und ich beruflich machten. Im Gegensatz zu anderen Maklern und Hausverwaltern war er davon überraschenderweise angetan und wedelte bereits mit dem Mietvertrag. Mein Glück war im Wortsinn zum Greifen nah – und ich unterschrieb. Dass Rob die Wohnung noch gar nicht gesehen hatte, war in diesem Moment nebensächlich. Ihm war das Ganze eh nicht so wichtig wie mir.

Mit meinem Mietvertrag in der Tasche machte ich mich auf den Rückweg in die Klinik, ich konnte es gar nicht abwarten, allen von meiner neuen Wohnung zu berichten …

WOCHE 4

Die spannenden Zukunftsaussichten prägten die letzten Tage, die plötzlich zäh wie Kaugummi waren und einfach nicht vergehen wollten. Außerdem war Claudia bereits entlassen worden. Sieben Wochen seien genug, hatten die Ärzte entschieden, und sie vor die Tür gesetzt. Zwar konnte Marta zu mir ziehen, aber ohne Claudia war es einfach nicht mehr das Gleiche, und ich hatte auch gerade wenig Lust, mich über Mitpatienten, Therapeutinnen und Krankheitsbilder zu unterhalten. Denn in Gedanken war ich damit beschäftigt, unsere neue Wohnung einzurichten, den Umzug und einen Neuanfang mit Rob zu planen (der sollte sich allerdings als Fehlstart entpuppen, sodass ich schon bald alleine in meiner Altbauwohnung lebte), nachmittags kümmerte ich mich um Formalitäten, erledigte Telefonate und organisierte, was zu organisieren war, um bestmöglich für mein neues Leben gerüstet zu sein. Insofern tat ich auch alles, um mich wieder an das Leben da draußen zu gewöhnen. Marta und ich unternahmen Ausflüge, einmal sogar zum Hermannplatz, der das komplette Gegenteil von unserer sicheren Krankenhausumgebung war und wo ich es nur mit Galgenhumor länger als fünf Minuten aushielt. Wir amüsierten uns darüber, dass wir offenbar die einzigen normalen Menschen unter all den Verrückten hier draußen waren … und ich hatte nicht mehr das Gefühl, alle sähen mir genau an, dass ich gerade aus der Klapse kam.

Der Tag der Entlassung war schließlich doch viel schneller da, als ich gehofft hatte. Noch ein letzter Termin bei Dr. Herberger, der bei mir oft für Herzrasen gesorgt hatte. Diesmal jedoch hatte mein Herzrasen einen ganz anderen Grund: Ich musste die Klinik, einen geregelten Alltag, eine geschützte Umgebung zurücklassen. Dann war es soweit. Meine Tasche, die bei meiner Ankunft vor vier Wochen (mir kam es vor wie vier Monate) nur mit dem Nötigsten bepackt war, platzte aus allen Nähten, vollgestopft mit Snoopy-Bettwäsche, Kuschelsocken, diversen Handcremes und meinen Klamotten. Kraki musste ich in die Hand nehmen. Meinen seelischen Ballast aber konnte ich zum Teil in der Klinik lassen; ich fühlte mich tatsächlich um einiges leichter auf der Brust. Für die Schwestern hatte ich noch einen kleinen Präsentkorb vorbereitet, als Dankeschön, denn sie hatten sich oft so rührend um mich gekümmert. Zum Glück zog sich der Abschied nicht ewig in die Länge, sodass ich den Kloß im Hals nicht lange ertragen musste. Marta kam noch mit hinunter vor das graue Gebäude, wo wie immer die klassischen Klänge vor sich hin dudelten, und winkte mir nach, als ich mit dem Taxi davonfuhr.

3
Mein Freund, der Kaktus

Samstag war bei uns daheim Großreinemache- und Einkaufstag. Wir gehörten zu jenen Familien, die immer am gleichen Tag den Wocheneinkauf erledigten. Auch gingen wir stets in den gleichen Discounter, seit wir vor Kurzem in das Haus meiner Großeltern im beschaulichen Windecken gezogen waren. Ich war achteinhalb Jahre alt, aber trotz kontaktfreudiger Ader und ein paar Freundinnen in der neuen Klasse verbrachte ich die Nachmittage und Wochenenden am liebsten alleine zu Hause. Und wenn ich mal draußen war, dann düste ich meist mit dem Fahrrad über den nahe gelegenen Acker. Deshalb waren die Einkaufstouren mit meinen Eltern ein echtes Highlight für mich. Vielleicht auch, weil ich selten leer ausging. So auch an diesem Tag. Die Märkte waren bereits voll mit Osternaschereien und diversem frühlingshaften Grünzeug, obwohl Ostern noch einen Monat hin war. Zwischen all den Frühblühern und Zwiebelgewächsen, die auf einem Rollwagen in der Obst- und Gemüseabteilung angeboten wurden, standen auch vereinzelte Osterkakteen mit kleinen lila Blüten. Diese waren zwar nicht so schmuck wie die üppigen Bouquets und Gestecke, erweckten aber meine Aufmerksamkeit, weil sie lustig stachelig und besonders waren. Und wie sich das für eine Achtjährige gehört, die unbedingt etwas haben will, probte ich in dem Supermarkt so lange den Aufstand, bis meine Mutter genervt eine der Kakteen samt lilaglasiertem Übertopf in den Einkaufswagen stellte. »Jetzt aber keinen Mucks mehr, Madame«, sagte sie und schob den Einkaufswagen zielstrebig zum Kühlregal. Ich lief neben dem Wagen her, hielt mich am Gitter fest und bestaunte das Stachelgewächs durch die Metallstäbe. Neben Brot, Nudeln, und anderen Dingen, die ich gänzlich unwichtig fand, stand dieser kleine Kaktus, der nun in mein neues Zimmer einziehen würde. Auf der Heimfahrt im Auto beharrte ich darauf, dass mein neuer Kaktus bei mir auf der Rückbank sitzen musste, und so fuhr mein stacheliger Freund, von meinen Händen beschützt, die knapp drei Kilometer bis nach Hause auf meinem Schoß. Natürlich konnte ich auch nicht dabei helfen, den Einkauf in den dritten Stock zu tragen, schließlich hatte ich ein fragiles Gut in den Händen. Oben angekommen zeigte ich Winnie, so hatte ich den Osterkaktus kurzerhand getauft, mein gemütliches Zimmer unter dem Dach des dreigeschossigen Hauses, in dem nun meine Eltern und ich, meine Großeltern und meine Uroma lebten. Ich mochte unser Mehrgenerationenhaus und vor allem den großen Garten mit der Schaukel am Apfelbaum. Mein Zimmer war allerdings wirklich sehr überschaubar, viel kleiner als mein bisheriges in Roßdorf und vorerst nur mit dem nötigsten ausgestattet: Bett, Schrank, Schreibtisch und eine Kommode für Spielzeug und Kruschtelkram. An der Dachschräge hing ein Backstreet-Boys-Poster aus Stoff, und mein Bett war mit zahlreichen Kuscheltieren dekoriert. Da mein Zimmer nur ein Dachfenster ohne Fensterbank hatte, sollte Winnie einen Ehrenplatz auf meinem Schreibtisch erhalten. Dieser stand genau gegenüber vom Fenster und war somit auch der hellste Platz im Zimmer. Am Abend holte ich ihn aber neben mein Bett, um ihn näher bei mir zu haben und ihm ein bisschen von meinem Tag erzählen zu können. Ein sehr einseitiges Gespräch, zugegeben, aber das machte mir nichts aus. Als ich am Montag nach Winnies Einzug meinen Klassenkameraden von ihm erzählte, erntete ich viel Hohn und Spott. Sogar meine Freundinnen Hilal und Scarlett sahen mich etwas irritiert an. Das war nicht das erste und sollte auch nicht das letzte Mal bleiben, dass ich begeistert von etwas berichtete und auf völliges Unverständnis stieß. Die Reaktion der anderen hatte mich verunsichert, und so fragte ich mich auf dem Heimweg, was daran so unnormal sein soll, einen Kaktus zum Freund zu haben. Auf halber Wegstrecke, die Grundschule lag nur gut fünf Gehminuten entfernt, blieb ich an dem Fußgängerüberweg stehen und fühlte mich ein bisschen elend. Mir war, als würde ich nicht wirklich dazugehören und irgendwie nicht verstanden. Da ich noch keine Lust hatte, nach Hause zu gehen, als Schlüsselkind konnte ich mir das erlauben, setzte ich mich auf eine nahe gelegene Treppe und aß in Ruhe mein Pausenbrot auf. Ich musste nachdenken ... Als ich dann heimkam, rannte ich sofort hoch in mein Zimmer, pfefferte den Ranzen in die Ecke, setzte mich aufs Bett und betrachtete den kleinen Kaktus, wie er da auf meinem Schreibtisch stand. Er war nicht wie andere Kakteen, viel weniger stachelig. Winnie hatte grüne Glieder, die nur am Rand ein bisschen piksten. Nicht so sehr, dass man sich hätte verletzten können, aber immerhin genug, um ihn als Kaktus auszuweisen. An der Spitze seiner letzten Glieder blühten die lila Blüten, die inzwischen leicht ins Pinke übergingen und die es mir besonders angetan hatten. So eine schöne Pflanze. Klar, Winnie konnte vielleicht nicht mit Worten auf mich reagieren, aber er ist auf jeden Fall mehr Lebewesen als die doofen Puppen, Stofftiere und Actionfiguren der anderen Kinder. Wollten die mir etwa erzählen, dass sie abends nicht zu ihrem Teddy sprachen oder Major Mike ihren Unmut kundtaten. Ich mochte Winnie und beschloss, auf die Meinung meiner Klassenkameraden zu pfeifen. Als meine Eltern abends nach Hause kamen, erzählte ich ihnen beim Abendbrot, was die anderen in der Schule über Winnie gesagt hatten. Meinen Eltern schien es etwas leid zu tun, mich als Außenseiterin zu sehen. Weshalb es so war, kann ich mir bis heute nicht recht erklären. Vielleicht ist das ja typisch Dorfleben, wo jedes kleine Anderssein sofort auffällt und Gewicht bekommt.

Ja, wir waren anders. Wir lebten in einem Vorort von Frankfurt am Main, wo Ackerfläche zu Bauland wird, wo Neubaugebiete aus dem Boden schießen. Der Vorortbahnhof ist morgens überfüllt mit Schlipsträgern in teuren Anzügen und solchen, die da mithalten wollen. Die Mienen so steif wie die Hemdkragen, begeben sich die Familienväter kollektiv in die Großstadt, während die Mütter zu Hause bleiben. Ich bin übrigens nicht im Jahr 1951 geboren, aber in Westdeutschland schien man die »gute alte« Zeit anhalten zu wollen. Ich selbst bin ein Ostkind aus Halle an der Saale, im zarten Altern von zwei Jahren nach Hessen immigriert. Vom Osten hatte ich natürlich nicht viel mitbekommen, doch die DDR hat meine Familie tief geprägt. Darum war meine Mutter auch so ziemlich die einzige Mama, die ganztags arbeitete. Aber nicht nur die Tatsache, dass meine Eltern beide einen Fulltime-Job hatten, war exotisch: Meine Mama war erst sechzehn gewesen, als ich zur Welt kam, und damit fast zehn Jahre jünger als die Mütter meiner Klassenkameraden. Auch der Musikgeschmack meiner Eltern entsprach nicht dem Rumtatageschunkel, das auf Volksfesten und Maskenbällen lief. Bei uns kam es schon mal vor, dass Nina Hagen beim Samstagsputz aus dem offenen Fenster dröhnte und die Nachbarn in Angst und Schrecken versetzte. Mein eigener Musikgeschmack fiel nicht weit vom Stamm. Gern kramte ich in dem CD-Regal (in Gitarrenform!) meiner Eltern, wählte CDs mit auffälligen Covern und legte sie in meinen kleinen CD-Spieler. So entdeckte ich früh meine Liebe für Bands wie The Beatles und Die Ärzte, während andere Kinder in meinem Alter weiterhin die Charts rauf- und runterhörten. Und nun auch noch Winnie, der ebenfalls weder hip noch modern noch angesagt war …

Nachdem ich bereits wochenlang ausführliche Gespräche mit meinem Osterkaktus über Schulalltag, kindliche Krisen und Träume geführt hatte, unterbreiteten meine Eltern mir ein unwiderstehliches Angebot. Wie lange hatte ich um einen Hund gebettelt? Denn ich liebte Hunde, und alles, was Fell, Pelz oder Federn besaß, fand ich spannend, anmutig und süß. Winnie und ich blätterten oft in dem Hundelexikon, das meine Eltern mir zu Weihnachten geschenkt hatten, und beratschlagten, welcher Hund wohl am besten zu uns passen würde. Auch meine Eltern hatte ich längst umfassend über Rasseeigenschaften informiert, ob sie wollten oder nicht. Und nun war der große Tag gekommen: Meine Eltern verkündeten, dass wir einen Hund aus dem Tierheim adoptieren würden. Ich war ganz aus dem Häuschen, und keine zwei Stunden später saßen wir auch schon in unserem weinroten Honda Civic auf dem Weg ins nächstgelegene Tierheim. Als ich die vielen kleinen Fellnasen sah, die dort hinter Gittern auf ein neues Zuhause warteten, war ich sehr berührt. Es roch streng nach nassem Hund, ein bisschen nach Urin und war ziemlich laut. Während wir an den Käfigen vorbeigingen, schlugen immer mehr Hunde Alarm. Am liebsten hätte ich alle mitgenommen, aber meine Eltern meinten, wir sollten noch in einem zweiten Tierheim vorbeifahren. Und als wir auch im dritten Tierheim keinen passenden Hund gefunden hatten, schlug meine Mutter vor, einen Blick in das Anzeigenblatt zu werfen.

Es dauerte nicht lange, da stießen wir auf den Zweizeiler »Finn, 8 Monate alter Schäferhund-Mischling, dringend abzugeben.« Noch im Auto sitzend rief meine Mutter von ihrem klobigen Handy aus die angegebene Nummer an und besprach mit Finns Besitzer, dass wir sofort vorbeikämen. »Ich glaube, wir müssen da wirklich schnell hinfahren«, sagte sie, als sie aufgelegt hatte. »Der Hund wohnt offenbar auf dem Balkon, weil er sich mit dem anderen Hund im Haus nicht versteht.« Über die Bundesstraße düsten wir zu der Adresse in Hanau, wo uns ein junges Pärchen vor dem Haus erwartete. Hinter ihnen ein sehr verängstigter, abgemagerter Hund mit eingezogenem Schwanz. Die beiden Halter waren mir überhaupt nicht sympathisch; sie erzählten wirre Geschichten, dass Finn auf dem Balkon wohne, gern Bananen fresse, eingeschläfert werden sollte, mal Polizeihund gewesen sei – und im nächsten Augenblick war ich Hundemama. Wie hätten wir Finn bei denen zurücklassen können?

Ich war so verliebt in meinen Finn, dass er sogar am Fußende meines Bettes schlafen durfte. Finn war ein Schäferhund-Husky-Collie-Mischling und der süßeste Hund weit und breit. Er hatte einen hellbraunen Kopf mit weißem Strich im Fell. Seine Pfoten waren weiß-braun gefleckt, das Rückenfell schwarz, und am Hintern hatte er einen weißen Fleck im schwarzen Fell. Leider aber war dieser große, wunderschöne Hund sehr ängstlich, weshalb er ab und zu in die Wohnung urinierte, wenn Freunde meiner Eltern zu Besuch kamen oder ihn etwas erschreckte. Bei schönem Wetter war Finn den ganzen Tag im Garten, und so dauerte es nicht lange, bis er das erste Mal ausbüxte und die ganze Nachbarschaft auf Trab hielt. Natürlich hatte die verrückte Familie auch den verrückten Mischlingshund aus dem Inserat.

Finn passte also ins Exoten-Bild: kein VW Sharan, kein Einfamilienhaus, kein Rassehund. Der Familienname war vermutlich das einzige Detail, das ins vorstädtische Bild passte, denn auch optisch fiel Familie Müller aus dem Rahmen: Mein Vater spielte in einer Band und trug gern zerrissene Jeans und Batik-Shirts, meine Mama färbte sich regelmäßig die Haare um, und ich liebte meine Doc Martens, schlüpfte oft in coole Bandshirts und ging an Fasching als Punk oder Wednesday Addams.

Dass ich jetzt Winnie und Finn zum Reden hatte, tröstete mich etwas über den schwierigen Umzug nach Windecken hinweg. Immerhin hatte ich Tim zurücklassen müssen: Tim war mein bester Freund gewesen. Jeden Tag waren wir gemeinsam die zwei Kilometer zur Schule und wieder zurück gelaufen. Auf dem Rückweg machten wir regelmäßig Zwischenstopp bei der »Bache Doris«, wo es Kaugummis in CD-Form, Weingummitiere und BumBum-Eis gab. Bei schönem Wetter saßen wir dann meist noch eine Weile vor dem Kiosk herum, lutschten an unserem Eis oder versuchten, riesige Kaugummiblasen zu machen. Tims Eltern hatten ein pompöses Anwesen an der Hauptstraße. Das Haus glich einem Schloss; es hatte sogar einen Turm mit Wendeltreppe, die zu den Kinderzimmern führte. Tims kleiner Bruder Joscha spielte häufig mit uns und war auch immer bei unseren Übernachtungspartys dabei. Dann lag ich auf einer Luftmatratze neben dem Hochbett der Jungs, wir kicherten bis spät in die Nacht, tauschten Betten oder erzählten uns Gruselgeschichten ... Das alles war von einem Tag auf den anderen vorbei, als wir nach Windecken zogen. In der neuen Schule würde ich bestimmt keinen Tim kennenlernen, dachte ich. Und die Neue zu sein ist sowieso immer blöd. Wir zogen an einem Wochenende nach Windecken, und am Montag ging es schon los mit der neuen Schule. Ich war aufgeregt, als ich, mein Marmeladenbrot in der linken Hand, Federtasche und Wasserflasche in den Schulranzen warf. Bücher hatte ich ja noch nicht, ebenso wenig einen Stundenplan. Was würde mich heute alles erwarten? Plötzlich klingelte es an der Tür. Meine Eltern und ich guckten uns verdutzt an: Wer klingelte denn morgens um halb 8? »Hallo?«, rief ich in die Gegensprechanlage. »Hallo, ich bin die Susanne. Ich wollte die Victoria zur Schule abholen«, hörte ich eine helle Stimme. »Warte kurz, ich komme runter«, antwortete ich leicht irritiert. Da stand also ein Mädchen vor unserer Tür, das wusste, dass es mich gibt. Hastig verabschiedete ich mich von meinen Eltern und rannte die Holztreppe hinunter. »Hi, du musst Victoria sein. Ich bin Susanne. Ich wohne eine Straße weiter, und wir gehen jetzt zusammen in die 2b«, stellte sich das zierliche blonde Mädchen mit reichlich Sommersprossen im Gesicht vor. »Hi, ja, ich bin Vicky. Und wir wohnen erst seit vorgestern hier.« »Ich weiß!«, sagte Susanne. »Komm, wir müssen los. Sonst kommen wir zu spät, und du musst ja auch noch alle anderen kennenlernen.« Wahrscheinlich spricht bereits das halbe Dorf über unsere Ankunft in Windecken, dachte ich. Wenige Minuten später standen wir auf dem Schulhof vor dem Gebäude. Alle paar Meter führte eine Holztür zu einem der vier Aufgänge – jede Tür in einer anderen Farbe. Zielstrebig lief Susanne auf die rote Tür zu, die mit einem großen Schmetterlingsbild verziert war, und dann die Treppe hoch in den ersten Stock. Dankbar, ihr nur hinterherlaufen zu müssen, folgte ich ihr. Der Klassenraum war heller und größer als in meiner alten Schule. Als wir den Raum betraten, richteten sich mindestens zehn Augenpaare auf mich, hie und da wurde getuschelt. Auf einmal fühlte ich mich wahnsinnig unwohl. Ich wusste gar nicht, wo ich hinschauen sollte. Da kam zum Glück auch die Klassenlehrerin herein. »Ach, hallo, Victoria. Ich bin Frau Rixdorf, deine neue Klassenlehrerin. Herzlich willkommen in der 2b. Schau mal, neben Sarah ist noch ein Platz frei«, sagte sie in mütterlichem Ton. »Setz dich doch erst mal dorthin.« Frau Rixdorf war ziemlich klein und ähnelte mit ihrem schulterlangen grauen Haar und der großen Brille eher einer lieben Oma als einer Lehrerin. Ich setzte mich neben das Mädchen, das mir als Sarah vorgestellt worden war, und flüsterte: »Hallo, ich bin Vicky.«. »Hallo Vicky. Wir haben jetzt Mathe. Ich mag Mathe nicht. Du?«, fragte sie und gähnte. »Nee, nicht sonderlich«, entgegnete ich, während ich meine Federtasche aus dem Ranzen kramte. In der ersten großen Pause war ich die Attraktion auf dem Schulhof. Jeder wollte mich mal sehen und hallo sagen. Ich war begehrt wie ein Promi auf dem roten Teppich. Umzüge waren hier nun mal nicht üblich: Wer einmal sein Einfamilienhäuschen hatte, blieb.

Die Tage, Wochen und Monate vergingen, Winnie zog ein, Finn zog ein, aber ich war trotzdem oft alleine. Und immer häufiger wurde ich damit konfrontiert, dass meine Mitschüler viele Dinge, die ich gut fand, als total uncool abtaten. In den beiden ersten Jahren fiel es noch nicht so ins Gewicht. Nur hier und da mal die eine oder andere Bemerkung, die signalisierte, dass etwas mit mir nicht zu stimmen schien. Zum Beispiel mein erster Besuch in einem Tattoo-Studio: Das war für mich als Neunjährige unglaublich aufregend und ein echtes Highlight in meinem jungen Lebenslauf. Während meine Eltern tätowiert wurden, saß ich auf einem großen braunen Ledersessel und guckte mir

Tattoo-Magazine und -Vorlagen an. Die Sonne mit Sonnenbrille und einer Cola-Dose in der Hand wollte ich mir sofort tätowieren lassen. Doch die Erwachsenen machten mir klar, dass ich damit noch fast zehn Jahre warten müsse. Um meine Enttäuschung etwas abzufedern, zeichnete mir die Frau des Tätowierers ein semi-permanentes Henna-Tattoo auf meine rechte Hand. Ich war ja so stolz und konnte es kaum abwarten, sie Winnie und meinen Freundinnen vorzuführen.

Mit meiner schön verzierten Hand kam ich am nächsten Tag zur Schule und berichtete aufgeregt von meinem Erlebnis, den neuen Tätowierungen meiner Eltern und präsentierte mein Henna-Tattoo. Doch meine Euphorie sprang nicht über. Eltern, die sich tätowieren lassen? So etwas kannte Windecken nicht – und die Kluft zwischen mir und meinen Mitschülern wurde um einiges größer.

Als ich in der vierten Klasse war, kauften meine Eltern sich das neue Die Ärzte-Album »13«. Nina Hagen und Genesis bekamen Gesellschaft, und mir gefiel diese flotte Musik. So oft landete die CD bei mir im Kinderzimmer, dass ich bald alles auswendig mitsingen konnte. Als die Band auf Tour ging, war es für meine Eltern selbstverständlich, sich Tickets für ein Konzert in der Nähe zu besorgen. Natürlich durfte ich nicht mit, aber mein Vater zauberte am darauffolgenden Morgen eine Die Ärzte-Wollmütze hervor. »Hier, ein kleines Trostpflaster!«, sagte er, während er mir die Mütze aufsetzte. »Cool! Das ist jetzt schon meine neue Lieblingsmütze«, rief ich und sauste los in die Schule. Dort wusste allerdings niemand, dass es sich bei Die Ärzte um eine Band handelte. Und so war es wieder einmal nur Winnie, mit dem ich mein Konzert-Mitbringsel teilen und die Songs zusammen singen konnte. Wie gut, dass ich wenigstens noch Diddl-Postkarten sammelte und Seilspringen liebte; sonst wäre ich womöglich auch auf dem Schulhof völlig alleine gewesen. Im Sommer 1999 kam ich wie fast alle Grundschüler auf die integrierte Gesamtschule im Ort. Da sich aber auch Kinder aus umliegenden Ortschaften dazugesellten, wurden die Jahrgänge größer, und viele meiner neuen Mitschüler kannte ich zwar nicht. Dass ich in Scarlett und Hilal Außenseitergenossinnen hatte – Scarlett mit ihren ostdeutsch-nigerianischen Wurzeln, Hilal wohnte im sogenannten Asylantenheim –, erleichterte jedoch manches. Und mit unserem Klassenlehrer, Herrn Schwan, einem rothaarigen Mann mit Schnurrbart, der sich stets um gute Stimmung in der Klasse bemühte, hatten wir wirklich Glück. Aber wir wurden auch älter; und so veränderte sich ab der fünften Klasse vieles. Barbies, Actionfiguren und Diddl-Blöcke wurden langsam, aber sicher out und Karl-Kani-Pullover und Miss-Sixty-Hosen die neuen Must-haves auf dem Schulhof. Markenkleidung war wichtig, und fast alle meiner Mitschüler wollten beim Battle der Marken mithalten. Also kauften die Eltern die kostspieligen Teile. Kein Problem, hatten die meisten Väter doch einen guten Beruf bei einer Bank oder ihre eigene florierende Firma. Hier paarte sich nun mein spezieller Geschmack mit dem Dilemma, dass ich auch gar nicht hätte mithalten können, weil meine Eltern sich nun mal keine teure Markenkleidung leisten konnten. Außerdem war ihnen dieser Logo-Hype suspekt. Doch je weniger ich dazugehören konnte, desto mehr versuchte ich, mich anzupassen – und plötzlich befand ich mich in einer Spirale der Überangepasstheit. Ich wurde zur Tussi, hörte nicht mehr »meine«, sondern »ihre« Musik, umgab mich mit Dingen, die mir nicht ähnlich sahen. Ich versuchte, trendy zu sein, ahmte alles nach, was in den Jugendmagazinen als cool deklariert wurde und auf dem Schulhof anerkannt war. Leider gelang mir das nur mittelprächtig, und meine Überangepasstheit schien noch weniger anzukommen als mein Anderssein. Vor allem die Mädchen in meinem Jahrgang hatten offenbar ein Problem mit mir. Ich war ein beliebtes Opfer von Lästereien und offenen Anfeindungen. Von Tag zu Tag fiel es mir schwerer, zur Schule zu gehen. Ich hatte einen Kloß im Hals und immer häufiger Bauchschmerzen. Miriam gehörte zu jenen, die es besonders auf mich abgesehen hatten, und machte mir das Leben zur Hölle. Sie war Halbamerikanerin, größer als die meisten Mädchen und Jungs in der Klasse und körperlich viel weiter entwickelt als wir anderen Mädels. Niemand stellte ihre Führungsrolle infrage. Wie die Lemminge liefen ihr die Mädels hinterher, hofierten sie und lachten über jeden ihrer Scherze. Einige Zeit war ich auch Teil des Miriam-Kults, weil ich dazugehören wollte. Ich traf mich sogar ein paar Mal nach der Schule mit ihr, fand aber, dass sie eigentlich gar nicht so cool war, wie sie immer tat. Sie konnte zwar in einem amerikanischen Supermarkt einkaufen, in den man mit US-Pass durfte, ansonsten war sie eher langweilig und ihr Zuhause spießig. Was bitte schön war an ihr anders als an uns, fragte ich mich. Vielleicht war diese Erkenntnis mein Verhängnis, aber genauso gut kann es irgendetwas anderes gewesen sein. Denn wie und warum man zu Miriams Feind wurde, war nicht klar, Miriams Feind aber wollte niemand sein. Eines Tages war es dann so weit: Ich wurde ihre Feindin ...

Auf meinem Mountain-Bike fuhr ich morgens den Schotterweg hinter dem Schwimmbad entlang zur Schule. Es gab zwei Wege zur Schule: Der eine führte an der belebten Hauptstraße entlang, der andere lag unterhalb von Wohngebiet und Schwimmbad direkt an einem Feld. Wer mit dem Rad kam, nahm meist diese Strecke, da auch der Hof mit den Fahrradständern unterhalb der Schule lag. Schon von Weitem sah ich Miriam, Sandra und Melissa rauchend auf einer Holzbank sitzen. Mir war klar, dass ich den Dreien nicht mehr ausweichen konnte, und so fuhr ich mit Herzklopfen und schweißnassen Händen an ihnen vorbei. »Hallo«, begrüßte ich sie und radelte weiter, als Sandra hinter mir her brüllte: »Hast du eben Hallo gesagt, du Schlampe?« Warum nannten sie mich Schlampe? Was hatte ich ihnen getan? Mir war speiübel, und am liebsten wäre ich sofort wieder heimgefahren, denn ich wusste ja, dass mir ein ganzer Schultag mit diesen Mädchen blühte. Und das machte mir Angst. Zumal ich von anderen aus der Klasse keinen Schutz erwarten konnte; jeder versuchte, seinen eigenen Arsch im Trockenen zu behalten. Und wer unbeliebt war, wurde eh gemieden. Meine Freundinnen Hilal und Scarlett blieben zwar an meiner Seite, allerdings eher passiv. Keine von beiden hätte sich eingeschaltet, um mich zu verteidigen. Ich konnte sie sogar verstehen. Einfach niemand wollte es sich mit Miriam und ihrer coolen Mädelstruppe verscherzen. Das Ganze kochte immer weiter hoch, und egal, was ich tat, Miriam fand immer einen Anlass, mir eine reinzuwürgen. Natürlich machten ihre Freundinnen mit Vergnügen mit, was dazu führte, dass die Angriffe wie Schubsen, Anspucken und Beleidigen immer willkürlicher und nicht nur von Miriam initiiert wurden. Die Zeit außerhalb des geschützten Klassenraums wurde für mich zur Qual, und oft fragte ich unseren Klassenlehrer Herrn Schwan, ob ich während der Pausen im Klassenzimmer verweilen könne. »Ich würde gern einfach drin sitzen.« Das war natürlich kein triftiger Grund für Herrn Schwan, doch der wahre Grund war mir peinlich. Auch nach Schulschluss versuchte ich, möglichst schnell zu verschwinden, um aus der Schusslinie zu sein. Im Unterricht war ich geschützt, da hatten die Lehrer ein Auge auf das Geschehen, ansonsten herrschte Anarchie.

An einem warmen Sommertag hatte unsere Klasse früher Schulschluss, und ich fühlte mich sicher, weil die anderen Klassen, in die auch Miriams beste Freundinnen gingen, noch in ihren Klassenzimmern saßen. Miriam war an diesem Tag nicht in der Schule gewesen, und so gingen Hilal und ich langsam die Treppe zum großen Schulhof hinunter, um mein Fahrrad zu holen. Am Schulgarten plauderten wir noch ein bisschen und sahen den Fröschen im Teich beim Baden zu. Plötzlich der Gong und wenige Sekunden später das aufbrandende Geschrei Hunderter Schüler. Die Stunde war vorbei, und Sandra kam, Arm in Arm mit Melissa, die Treppe herunter. Neben mir blieb sie stehen. »Na, suchste dir einen Freund aus?«, fragte Melissa und zeigte auf die Frösche im Teich. »Komm, Vicky, wir müssen los«, flüsterte Hilal und lief Richtung Fahrradständer. »Du willst doch nicht etwa schon gehen, jetzt wollte ich grad mal mit dir reden«, sagte Sandra gehässig und hielt mich am Arm fest. »Sandra, lass mich los. Ich muss nach Hause«, sagte ich und kämpfte mit dem dicken Kloß im Hals. Sie ließ meinen Arm los und lachte laut. Melissa rief: »Hier, ich hab noch ein Geschenk für dich«, und rotzte mir ins Haar. Ich zitterte am ganzen Körper, wollte nur noch weg.

Auf dem Heimweg schob ich mein Fahrrad, und Hilal ging neben mir her. Wir sprachen kein Wort. Ich schämte mich vor ihr und mir selbst so sehr, dass ich nicht einmal den Rotz aus meinen Haaren entfernt habe, um das Geschehene nicht noch mal wachzurufen. An der Weggabelung, an der wir uns immer verabschiedeten, quetschte jede von uns ein kurzes »Tschüss« heraus und drehte sich um. Daheim konnte ich noch immer nicht fassen, was passiert war. Ich hing über dem Wannenrand, um meine langen Haare zu waschen, und weinte bitterlich. Egal, was ich unternehmen würde, es würde die Sache verschlimmern. Deshalb erzählte ich weder meinen Eltern noch den Lehrern in der Schule davon. Ich schämte mich viel zu sehr. Den Begriff Mobbing kannte damals kaum jemand, aber genau das war es, was ich erlebte. Bis zu meinem persönlichen Tiefpunkt. Ich war zwölf Jahre alt, versuchte, möglichst cool und angepasst zu sein. Bloß nicht auffallen. Natürlich interessieren sich zwölfjährige Mädchen auch irgendwann für Jungs. Manchmal hingen bei uns auf dem Schulhof Kids von anderen Schulen herum, die Freunde in unserem Jahrgang hatten. Meist Jungs. Die waren für uns Mädels besonders interessant und spannend. Unter ihnen war auch Tobias: Ein Jahr älter als ich, groß, sportlich mit dunklen kurzen Haaren. Ich war sofort blitzverknallt. Zu der Clique von Tobias gehörten auch Nico und Felix sowie Miriam und ihre Freundinnen. Nico war locker und schien sich von Miriams Machtspielchen wenig beeindrucken zu lassen. Er war mir gegenüber neutral eingestellt und wechselte auch mal ein paar Worte mit mir. Inzwischen war es Herbst geworden, aber die Tage waren noch warm, und die Jungs saßen häufig auf einer Bank hinter der Schule. Sie zündelten, rauchten heimlich und tranken literweise Energydrinks. An diesem Tag war ich ohne Fahrrad unterwegs, ging aber trotzdem den Weg unterhalb der Schule entlang, sodass ich auf Nico, Tobias und die anderen Jungs traf. Nico verwickelte mich in ein Gespräch über die Mathearbeit, die wir vor Kurzem geschrieben hatten und die für alle ziemlich schwierig war. »Das war die Hölle«, schimpfte er, »dieser Schmidt hat echt den Arsch offen. So richtig haben wir den Stoff doch gar nicht besprochen, und trotzdem fragt er gleich alles in der Arbeit ab.« »Ja«, sagte ich, »ich war auch überhaupt nicht darauf vorbereitet.« »Was machste denn heute noch?«, fragte Tobias plötzlich. »Ich geh heim und dann mal schauen. Keine Ahnung.« Hoffentlich hatte ich vor lauter Aufregung nicht schrecklich gestottert, dachte ich. »Bock auf ´n Eis? Ich lad dich ein.« Und schon war er aufgestanden. Die Jungs waren offenbar genauso irritiert wie ich, aber natürlich sagte ich nicht nein. Die Eisdiele war nicht weit, und wieso nicht mal ein bisschen Zeit alleine mit Tobias verbringen ... Eine Stunde lang saßen wir in der Eisdiele, ich hatte zwei Kugeln Erdbeereis mit Sahne, er einen Schokobecher. Als ich mich verabschiedete, umarmte er mich kurz und wollte gleich ein neues Treffen vereinbaren. »Hm«, ich überlegte kurz. »Bald ist doch Herbstmarkt. Lust, zusammen hinzugehen?«, fragte ich ihn. Und schon hatten wir eine erste Verabredung. Bis zum Herbstmarkt waren es allerdings noch zwei Wochen, und in der Zwischenzeit tat ich das, was Mädchen in meinem Alter eben tun: Ich schrieb Tobias einen Liebesbrief, den ich ihm über Nico zukommen ließ. Eine Antwort erhielt ich nicht, aber wir waren ja auch bald verabredet, und so zählte ich die Tage bis zum Herbstmarkt. Da ich nicht alleine hingehen wollte, fragte ich Hilal, ob sie mich begleiten würde. Und dann war er endlich da der ersehnte Freitag. Nach der Schule holte ich meine 10 Euro Kerb-Geld bei meinem Opa ab, das er jedes Jahr an seine Enkelkinder verteilte. Und am frühen Nachmittag machten Hilal und ich uns auf den Weg zum Festplatz. Die Kerb fand wie immer vor der Mehrzweckhalle statt, wartete mit einigen Fahrgeschäften und noch viel mehr Fressbuden auf. Und die zahlreichen Stände dazwischen waren voll mit Dingen, die kein Mensch braucht. Hilal und ich schlenderten durch die Reihen. Ich trug meinen neuen roten Pullover und hatte mir die Haare hochgesteckt. Da Tobias und ich um vier Uhr am Autoscooter verabredet waren, bewegten wir uns langsam dorthin. Und mit jedem Schritt wurden die Schmetterlinge im Bauch stärker ... Als wir um kurz vor vier ankamen, war Tobias noch nicht zu sehen, dafür aber Miriam. Sie saß auf einer der Stangen, die als Absperrung rund um das Fahrgeschäft angebracht waren. Hilal und ich setzten uns auf die gegenüberliegende Seite, tranken Cola und knabberten gebrannte Mandeln. Während wir warteten, verschwand Miriam plötzlich; und ich war erleichtert, sie nicht in der Nähe zu wissen, wenn ich Tobias traf ...

Nach wenigen Minuten kam er, begrüßte mich herzlich und fragte: »Du, kann ich mal mit dir alleine reden?«. Die Kerb grenzte an das Flüsschen Nidda, und so liefen wir hinter den Fahrgeschäften Richtung Fluss, bis wir zu einer Auenwiese gelangten. »Gleich kommen noch ein paar Freunde«, sagte er lächelnd. Und mit einem Mal war ich von mehr als zehn Leuten umringt. Allen voran Miriam, die meinen Liebesbrief an Tobias in der Hand hielt. »Lieber Tobias, das Eisessen mit dir war sehr schön«, las sie laut vor. Und ein Mädchen, das ich gar nicht kannte, rief: »Du weißt schon, dass Tobias Miriams Freund ist? Du bist so eine miese Schlampe!« Miriam warf den Brief auf den Boden und baute sich vor mir auf. »Ich sage es dir jetzt nur ein einziges Mal: Lass die Hände von meinem Freund.« Ich versuchte, mich zu verteidigen: »Aber Tobias hat mich doch zum Eis eingeladen, und von dir hat er gar nichts erzählt.«»Willst du sagen, ich bescheiße meine Freundin?«, zischte Tobias. Miriam kam immer mehr auf mich zu. Neben und hinter mir ihre Freunde. Plötzlich schubste sie mich so stark, dass ich umfiel.»O Gott, du bist ja so scheiße, kannst dich nicht mal wehren ...« Miriam feixte.»Mit so jemandem würde Tobi niemals was anfangen!« Bloß nicht weinen, dachte ich, und stand wieder auf. Das nahmen die anderen im Kreis zum Anlass, an mir herumzuschubsen und mich zu beleidigen, bis Tobias schließlich laut lachend auf meinen Brief pinkelte. Dann machten alle wie auf Kommando kehrt.»Du bist so peinlich«, hörte ich jemanden im Weggehen sagen. Zitternd saß ich auf der Wiese. Die Rumtatata-Musik vom Festplatz dröhnte herüber und vermischte sich mit dem Vogelgezwitscher. Ich war wie gelähmt, hatte jedes Zeitgefühl verloren. Irgendwann nahm ich einen Schleichweg nach Hause, denn auf die Kerb traute ich mich nicht zurückzugehen.

Ich fühlte mich elend und schmutzig. Alle hassten mich, ohne dass ich wusste warum. Als meine Mutter von der Arbeit kam, fragte sie, wieso ich denn schon zu Hause sei.»Du wolltest doch mit Hilal auf die Kerb. Oder war es etwa langweilig?« Was sollte ich ihr antworten? Schweigend schaute ich aus dem Dachfenster.»Vickchen, ist etwas passiert?«. Das Ganze war mir so peinlich und unangenehm, dass ich ihr erst mal nur erzählen konnte, dass ich festgehalten worden und herumgeschubst worden war. Meine Mutter war sichtlich geschockt und überlegte, wie wir am besten vorgehen könnten.»Ich rufe jetzt sofort Miriams Mutter an, das kann doch nicht angehen!« Wütend griff sie zum Telefon. »Mama, das bringt nichts. Die Eltern interessiert das nicht«, sagte ich, meine Tränen niederkämpfend. »Vielleicht sollten wir Herrn Schwan davon erzählen ...«»Gute Idee! Wo hab ich denn noch mal die Nummer? Ach hier.« Und schon tippte meine Mutter Herrn Schwans Nummer in das Telefon.

Herr Schwan veranlasste ein Gespräch, an dem Miriam, Melissa, Sandra und ich teilnahmen. Da Tobias nicht auf unsere Schule ging, war er nicht dabei. Doch der Schuss ging nach hinten los: Miriam drehte den Spieß um, stellte die Situation ganz anders dar, und da von meiner Seite niemand dabei war, konnte ich meine Aussagen nicht belegen. Nach dem Gespräch war ich ziemlich enttäuscht von Herrn Schwan. Warum half er mir nicht? Allerdings hatte die Attacke außerhalb der Schule stattgefunden, sodass er auch gar nicht wirklich gegen meine Peiniger hätte vorgehen können. Meine Angst, dass das Gespräch meine Lage verschlimmert hatte, erwies sich als berechtigt. Miriam und ihr Clan peinigten mich, wo sie nur konnten. Und niemand konnte mir helfen. Doch eines war mir klar geworden: Ich wollte nicht mehr dazugehören. Ich passte einfach nicht in deren Welt. Wieso sollte ich meine Eltern um eine Markenjeans anbetteln, wenn sie dann auf dem Schulhof angespuckt wird und mir letztlich nicht einmal wirklich gefällt? Es war völlig egal, wie ich aussah, was ich tat und welche Musik ich hörte, die anderen fanden immer einen Grund, mich zu hänseln oder fertigzumachen. Und so begann ich allmählich, einen Scheiß darauf zu geben, was angesagt war, und entwickelte eigene Interessen. So wurde ich mit dreizehn äußerlich zum Außenseiter, trug zerrissene Jeans, Dreadlocks, Mercedes-Sterne an der Kette. Anfangs wurde sich auf dem Schulhof auch lauthals darüber lustig gemacht, doch das perlte tatsächlich besser an mir ab, weil ich eben nicht mehr alles tat, um von den anderen gemocht zu werden. Auch dass mich einige Lehrer zu sich zitierten, um mir zu verstehen zu geben, ich schlüge einen falschen Weg ein, ging mir mehrspurig am Arsch vorbei. Ich wollte nicht mehr dazugehören, niemandem gefallen, sondern einfach mein Ding machen. Ich begann zu rebellieren. Und nicht, wie man es häufig kennt, gegen mein Elternhaus oder andere Autoritätspersonen, sondern gegen meine Mitschüler. Gegen alle Jugendlichen in meinem Alter. Um keine blöden Kommentare hören zu müssen, ging ich nicht mehr ohne meinen Walkman aus dem Haus. Abschottung auf höchstem Niveau, gleichzeitig befeuerten die provokanten Texte meinen neuen Kurs. Ich war gegen das Establishment, gegen Konsumwahn, Markenkleidung und Chartmusik. Gegen all die Miriams dieser Welt, die andere fertigmachen und immer einen Grund finden, einen zu verletzen, um sich selbst aufzuwerten. Schon bald fand ich Freunde außerhalb der Schule, hing mit den Punks auf der Frankfurter Zeil ab und ging auf Anti-Nazi-Demos. Ich ließ die Dorfgrenzen hinter mir und machte mich unabhängig von meinen Mitschülern. Ironischerweise war es genau das, was irgendwann dazu führte, dass meine Mitschüler mich akzeptierten. Ich war zwar nicht mit jedem dick befreundet, aber allen war klar, dass ich so bin, wie ich bin, und dass auch Gelächter, Hohn und Spott nichts daran ändern werden. In der neunten Klasse wurde ich sogar zur Klassensprecherin gewählt ... Diese schmerzvolle Mobbingerfahrung hat mich geprägt, denn dadurch wurde mir bewusst, wie unwichtig es ist, was andere über einen denken. Ich habe lieber einen Kaktus als Freund und höre Schrammelpunk, gehe dafür aber meinen eigenen Weg.

4
Cyberdepression

Digital Native ist mein zweiter Vorname. Meinen ersten Rechner hatte ich schon mit elf Jahren im Kinderzimmer stehen. Bevor jetzt jemand nachträglich das Jugendamt verständigt: Mein Vater ist Mediengestalter, weshalb das Thema Technik bei uns zu Hause immer sehr präsent war, mir von meinen Eltern aber wohldosiert verabreicht wurde. Natürlich liebte ich es, »Moorhuhn« auf meinem eigenen Mac zu spielen und Musik herunterladen zu können. Während der Pubertät war das 12k-Modem mein heißer Draht aus dem Kaff hinaus in die große weite Welt. Als Punk auf dem Land war es nicht so einfach, Gleichgesinnte zu finden, aber in diversen Foren traf ich sie, und dort wurden dann fleißig Musik- und Haarfärbetipps ausgetauscht. Außerdem konnte ich mich auf dem Online-Weg mit neuem Schrammelpunk und ausgefallenen Bandshirts versorgen. Somit wurde das Netz früh mein vielleicht wichtigstes Kommunikationsmittel. »A-O«[*] schrie mir mein ICQ[**] täglich zig Mal entgegen, wenn ich mit Freunden aus Berlin, Bonn oder Brüssel kommunizierte. Angesichts meiner Passion für den grauen Kasten lag es nah, ihn auch in meine Berufswünsche einzubeziehen: Ich wollte nicht Model, Lehrerin oder Ärztin werden, sondern mit meinem PC zaubern. Als ich 15 war, half mein Vater mir dabei, Photoshop auf meinem Computer zu installieren. Von nun an friemelte ich genüsslich an Grafiken rum, baute meine ersten HTML-Homepages und bearbeitete die Bilder, die ich mit meiner eigenen Kamera knipste. Und siehe da: Heute lebe ich tatsächlich in gewisser Weise von dem inzwischen silberfarbenen Flach-PC, den ich überallhin mitnehmen kann. Ich versorge meine Soci-

---

[*] Hier der Ton: https://www.youtube.com/watch?v=6iCPIUGnHQ8

[**] Instant-Messaging-Dienst.

al-Media-Kanäle, kommuniziere via E-Mail mit Kooperations-partnern und Kunden. Das Internet ist mein Sprachrohr, meine Plattform und als »Influencer« mein Arbeitsplatz zugleich. Privat nutze ich es zwar sehr viel weniger als früher, aus beruflicher Sicht macht es mir aber nach wie vor viel Freude.

Problematisch wurde meine ständige Online-Präsenz allerdings, als ich in die Klinik ging. Zwischen all die schönen Bilder von mir und Texte über Themen, die mich interessierten, passten weder schwächliches Gejammer noch Fotos aus dem Krankenhaus. Unnötig zu erwähnen, dass ich anfangs auch gar nicht die Muße hatte, mich auf Instagram und Facebook zu konzentrieren. Und so kommunizierte ich über meine Depression und den Klinikaufenthalt nur mit engen Freunden und Verwandten, aber auch das nur in homöopathischen Dosen und auch ganz bestimmt nicht via Social Media. Aber konnte ich meine Follower wochenlang ohne neuen Victoria-Input lassen? Schließlich war es mein Job. Klinikalltag und Follower-Bespaßung, dieser Spagat brachte mich an meine Grenzen. Was sollte ich denn bloß posten? Aktuelle Bilder waren kaum geeignet, schließlich sah ich die meiste Zeit aus wie ein Schlunz – und so wirklich zu sagen hatte ich auch nichts. Also beschloss ich, nur ein paar alte Bilder zu posten, aber nichts dazu zu schreiben. Eines Tages geriet jedoch ein Selfie dazwischen, das ich im Krankenhaus gemacht hatte und eigentlich für meine Eltern bestimmt gewesen war. Findige Beobachter, die das Bild auf Instagram und Facebook sahen, erkannten sofort, dass ich in einem Krankenhauszimmer saß – und prompt kamen erste Nachfragen à la »Oh nein, Victoria, ist etwas passiert?«, »Du bist im Krankenhaus? Was fehlt dir denn?!« und »Jetzt mache ich mir echt Sorgen!« Ich versuchte, sie zu ignorieren, denn ich fürchtete mich vor der Reaktion der breiten Masse, vor Be- und Verurteilungen von Menschen, die ich nicht kannte und die mich nicht kannten. Schließlich war meine Krankheit mir selbst noch so fremd, dass ich gar nicht recht wusste, wie ich mit ihr umgehen sollte.

Insgesamt hat es zwei Jahre gedauert, bis ich meine Erkrankung halbwegs aufgearbeitet hatte. Zwei Jahre, in denen ich durch Gespräche im Freundes- und Bekanntenkreis gemerkt habe, dass Depression noch immer ein Tabuthema ist. Ob nun online oder offline, außer in den einschlägigen Foren und Betroffenengruppen wird nirgends ehrlich darüber gesprochen. Kaum jemand wagt es, sich zu »outen«, weshalb unfassbar viele Vorurteile und immenses Unwissen über diese Erkrankung vorherrschen. Deshalb wollte ich, sobald ich selbst stabil war und die Krankheit im Griff hatte, den digitalen Weg nutzen, um darüber zu berichten. Online, das wusste ich aus Erfahrung, erreiche ich Menschen von Berlin bis Hintertupfingen. Und da das World Wide Web mein Medium und Instagram und Facebook meine Bühnen sind, beschloss ich, der Krankheit Depression mein Gesicht zu geben, um andere Betroffene darin zu bestärken, mutig zu ihrer Erkrankung zu stehen, sich nicht zu schämen oder als Sonderling zu fühlen.

Laut Schätzungen der Weltgesundheitsorganisation gibt es allein in Deutschland 4,1 Millionen Betroffene.[*] Somit ist Depression die Volkskrankheit schlechthin. Von der Omi über die Yoga-Lehrerin bis hin zum Spitzenpolitiker – in allen Schich-

---

[*] Ärzteblatt.de, 23.2.2017

ten, allen Berufen, allen Altersklassen finden sich Erkrankte, männliche ebenso wie weibliche. Und ich war nun mal eine davon. Vielleicht bin ich es auch noch, denn obwohl ich die Depression im Griff habe, knabbere ich doch noch immer an den Folgen und versuche, in keine neue Phase zu stolpern. Das wollte ich all jene wissen lassen, die es interessierte, alle anderen konnten ja einfach wegklicken. Allerdings kannte ich zwar die verheerenden Facetten der Depression nur allzu gut, aber deshalb war ich noch lange keine Fachfrau mit medizinischem Know-how. Wenn ich in einem Instagram-Post einen neuen Lippenstift oder eine coole Jacke trage, werde ich schon mit drölf Millionen Fragen bombardiert, ohne dass ich diese beantworten kann. Wie soll ich denn da mit den psychischen Problemen fremder Menschen umgehen? Es war klar: Wollte ich mich dem Thema in der Öffentlichkeit stellen, so bräuchte ich einen professionellen Partner an meiner Seite. Deshalb setzte ich mich mit der Stiftung Deutsche Depressionshilfe in Verbindung. Immerhin wollte ich meine Follower abholen, ihnen irgendwie helfen und nicht einfach unvorbereitet das große Depressionsfass aufmachen. Ich trug Verantwortung, und der musste ich möglichst gerecht werden. Manche mögen denken, das sei nun doch etwas übertrieben, aber ich möchte nicht mit den Suizidgedanken von Followern konfrontiert werden, ohne zu wissen, wie ich darauf reagieren soll ...

Vor zwei Jahren war es dann soweit. Gut vorbereitet dank der Stiftung habe ich den 300 000 Menschen, die mir in den sozialen Medien folgen, mitgeteilt, dass ich an einer Depression gelitten habe.

*Time to break the silence.**
Lange habe ich es regelrecht geheim gehalten, mich öffentlich bewusst nicht geäußert. Ich hatte Angst. Angst vor Ablehnung, vor dem großen Stempel, vor Reaktionen und Angst, »Schwäche« zu zeigen. Inzwischen weiß ich, dass ich stark bin. (...) Der Weg war lang, steinig und schwer. Aber ich bin ihn gegangen – und ich habe es geschafft. An diesem Punkt möchte ich anderen Menschen helfen. Das Thema Depressionen wird immer noch tabuisiert. (...) Vor allem junge Menschen erfahren oft Unverständnis für ihr Leiden (...), nicht selten mit schweren Folgen. Ich möchte mich nicht länger verstecken. Ich war krank, und ich weiß, es kann jeden von uns treffen. (...)

Die Bombe war geplatzt und ich mein Geheimnis losgeworden. Inzwischen hatte ich aber auch die Nase voll davon, immer so zu tun, als wäre bei mir ständig Highlife in Tüten, obwohl in Wirklichkeit eine emotionale Entgleisung der nächsten folgte. Zwar ging es nach der Klinik bergauf, und ich kümmerte mich aktiv um meine Dämonen, dennoch herrschte bei mir nun mal nicht eitel Sonnenschein. Und nun hatte ich diesen Post in die Welt hinausgeschossen. Sofort klappte ich meinen Laptop zu. Denn mir war nicht daran gelegen, die Rückmeldungen auf meinen Beitrag in Echtzeit zu verfolgen. Wie würden all diese wildfremden Menschen, die ich soeben an meinem Seelen(un)heil hatte teilnehmen lassen, reagieren? Etwas mulmig war mir schon zumute, als ich dann einige Stunden später einen Blick auf meine Facebook-Seite wagte. Was ich da sah, war erst mal eine enorme Resonanz. Die Kommentare häuften sich zusehends, Mails und Nachrichten sprengten meine Postfächer. Aber vor allem freute ich mich über die vielen freundlichen Worte voller Anteilnahme.

---

* Post-Text in gekürzter Fassung.

Meine Aufrichtigkeit wurde mit Anerkennung und Dankbarkeit belohnt, was mich dazu ermutigte, noch offener mit dem Thema Depression umzugehen. Die meisten Follower waren merklich überrascht, häufig las ich Kommentare wie diesen:»Ich danke dir. Hätte nie gedacht, dass du auch dazugehörst. Oft hilft es, wenn man realisiert, wer auch betroffen ist. Jemand, dem man das ›dank‹ der Fassade nicht ansieht[...].« Offensichtlich können Personen, die in der Öffentlichkeit stehen und ganz passabel aussehen, ihre Mitmenschen immer noch mit unsichtbaren »Schwächen« schockieren oder zumindest überraschen. Bei jedem Prominenten, der sich suizidiert, ist die Aufregung enorm, weil keiner je vermutet hätte, dass ausgerechnet Promi x oder Star y mit so etwas wie einer Depression auch nur in Berührung kommen könnte. Als Linkin-Park-Sänger Chester Bennington mit einem durch eine Depression verursachten Suizid in die Schlagzeilen kam, überschlugen sich die Kommentare in den sozialen Medien; besonders verstörend aber fand ich die Bemerkungen all jener, die ihre undifferenzierte Meinung zur Selbsttötung Benningtons kundtaten. Zum einen wurde sein komplettes Leben auseinandergedröselt, da jeder begreifen wollte, wieso ein erfolgreicher, attraktiver Mann mit Familie und allem Pipapo sich das Leben nehmen konnte. Dabei wurde vor allem nach intimen Details Ausschau gehalten sowie sein Alkohol- und Drogenkonsum unter die Lupe genommen. Offenbar sind nicht zuletzt Journalisten oft unsicher, wie sie mit einer solchen Meldung umgehen sollen. Womöglich fürchten sie den sogenannten Werther-Effekt (Suizid als Nachahmungstat), wenn sie objektiv über die Selbsttötung eines Prominenten berichten. Nicht ganz zu Unrecht, denn die Suizidrate steigt nach der detaillierten

Berichterstattung über einen Prominenten-Suizid tatsächlich an. Oft wird sogar die Art der Selbsttötung nachgeahmt. Das Thema zu verschweigen, wäre allerdings genauso falsch. Nur sollte nichts künstlich mit fadenscheinigen Erklärungen aufgebauscht werden. Warum wird die Tatsache, dass Alkohol- oder Drogenprobleme häufig die Folge einer Depressionserkrankung sind, kaum beziehungsweise nur unzureichend thematisiert? Obwohl man im Fall von Chester Bennington um seine Erkrankung wusste, wurde in der Medienlandschaft detailliert darüber berichtet, welche Substanzen in seinem Blut nachgewiesen werden konnten. Etliche Berichte beschäftigten sich fast ausschließlich mit seiner vermeintlichen Suchtproblematik, während die eigentliche Erkrankung nur in einem Nebensatz erwähnt wurde. Womöglich verkaufen sich Stories über Depressionen schlechter. Und ich vermute, dass die Erkrankung mit all ihren Ausprägungen für viele Menschen nach wie vor ein Mysterium ist und deshalb verbreitet ein Gefühl der Unsicherheit herrscht. Darum tut Aufklärung not. Eine Reihe von Vereinen und Organisationen wie die Stiftung Deutsche Depressionshilfe stellt anschaulich aufbereitetes Informationsmaterial zur Verfügung, doch Journalisten ziehen dies selten heran, wenn sie ihre Artikel und Beiträge über eine Depressionserkrankung verfassen. Dabei wäre eine fundierte Berichterstattung für all jene, die sich allein gelassen fühlen mit ihren Gedanken und Ängsten, eine enorme Hilfe.

Mit meinem Beitrag habe ich nur über Facebook eine halbe Million Menschen erreicht und hoffentlich dem einen oder anderen damit ein wenig Mut machen können, zur eigenen Erkrankung zu stehen. Natürlich bleibt es bei einer so großen

Reichweite nicht aus, dass auch böswillige Kommentare zurückkamen. Viele von denen konnte ich an mir abperlen lassen. Doch ein Post – eine Reaktion auf meine Kritik an den pauschalen Erklärungsversuchen nach der folgenschweren Selbsttötung des German-Wings-Piloten – ging mir unter die Haut. »Hättest du es ihm gleichgetan, dann hätten wir jetzt alle unsere Ruhe!« Sprich: Wer öffentlich zu seiner Depression steht, braucht starke Nerven und sollte bereits stabil sein.

DEPRESSION UND SOCIAL MEDIA

Das Thema soziale Medien im Kontext mit Depression hat zwei Seiten: Zum einen ist da der Umgang mit Social Media während einer depressiven Episode, zum anderen die durch Social Media verursachte Depression. Und von beiden kann ich ein Liedchen singen ...

Viele meiner Follower und Freunde, die unter Depression leiden, berichten, sie hätten zum Teil bewusst auf soziale Netzwerke verzichtet, um online nicht auffind- und somit verletzbar zu sein. Ich selbst war da »eiserner« und habe sogar mit einer depressiven Phase im Nacken meine Kanäle versorgt sowie meine Onlinefühler ausgestreckt, um zu erfahren, was in der Netzwelt um mich herum passiert. Allerdings merkte ich auch, dass ich sensibler auf muntere Beiträge reagierte: ›Denen geht's so gut und mir so schlecht!‹, was mich sofort weiter runterzog. Auch deshalb musste ich in der ersten Klinikwoche eine Social-Media-Pause einlegen. Doch kaum konnte ich wieder halbwegs klar denken, hatte ich den Mobilfunkapparat schon wieder in der Hand, den Blick gebannt auf dem Bildschirm. Es ging nicht anders, denn zweifellos bin ich handysüchtig. Auch darüber spricht »man« nicht, aber in meiner Generation, in der Insta-fame mehr wert ist als ein Schulabschluss, sind Handysüchtige eher die Regel als die Ausnahme. Umso witziger, dass wir uns alle gegenseitig der Handysucht bezichtigen, es (sich) aber niemand eingestehen will. Da kriege ich zu hören: »Kannst du mal das Handy weglegen, wenn wir einen Film gucken? Es nervt!«, nur um die Genervten zehn Minuten später ebenfalls am Smartphone zu ertappen. Darauf angesprochen rechtfertigen sie sich: »Ich hab doch nur schnell die WhatsApp beantwortet, das war dringend.« WhatsApp-Nachrichten und Instagram-Posts sind immer wichtig. Nachts um 3 Uhr, morgens um 8 Uhr, auf dem Klo und bei Oma am Kaffeetisch. Wir sind immer erreichbar. Doch dieser ständige Draht nach außen lässt einen auf die Dauer nicht nur etwas plemplem, sondern auch süchtig nach permanenter Kommunikation werden. Jeden Pups können wir in Echtzeit mit unserer Umwelt teilen und bekommen heutzutage für jeden Cocktail und jeden Caesar Salad Aufmerksamkeit in Form von Likes geschenkt. Früher wurden Speis und Trank einfach in privater Runde genossen; heute schieben Blogger und Muttis die Deko im Restaurant von rechts nach links und suchen den passenden Winkel, damit das Bestellte noch besser zur Geltung kommt. Wie oft schon habe ich mein eigenes Essen gepostet ... Und hätte ich keine Scheu gehabt, das Krankenhaus ins Bild zu rücken, ich hätte der Welt auch meine Kartoffeln mit heller Soße präsentiert.

Dank meiner Erreichbarkeits- und Aufmerkamkeits(sehn)sucht war ich selbst in einer meiner schwierigsten Lebensphasen via Social Media mit der Außenwelt verbunden. Anfangs verlief die Kommunikation allerdings sehr einseitig. Mir ging es vor allem um das Gefühl, nicht den Anschluss zu verlieren. Aufmerksam betrachtete ich alle geposteten Bilder meiner Freunde, las mit Hingabe Status-Updates und hörte mir Musikempfehlungen an, wodurch ich mich als normaler Mensch fühlte, der noch irgendwie dazugehört.

Wer Social Media während einer schwierigen Lebensphase nutzt – sei es nun bei Depression, Liebeskummer oder Frust im Job –, läuft jedoch Gefahr, unbedacht Dinge zu senden, die man im Nachhinein bereut (»Wieso habe ich bloß eine so saudumme Chefin!?« oder »So wirklich macht das Leben keinen Sinn«). Aber ist etwas erst mal im Netz, ist es auch schon in aller Welt und kaum noch zu tilgen. Vor einigen Jahren, vor allem in meinen early Twenties war ich groß darin, jeden Schnupfen, jede gute, schlechte, jede noch so banale Neuigkeit und jedes Gefühlszucken auf Facebook zu teilen. Damit war ich in bester Gesellschaft, denn auch meine Freunde teilten so ziemlich alles im Netz. Inzwischen stelle ich nichts mehr dergleichen online, vor allem nicht in akuten Situationen. Das ist nicht zuletzt eine »Nebenwirkung« meiner Therapie, denn die eigentliche Intention hinter solchen Beiträgen ist der Wunsch nach Aufmerksamkeit: Wir wollen bemitleidet, getröstet und unterstützt werden. Doch ein Gespräch mit einer Freundin bringt in solchen Situationen viel mehr als jeder Post. Und im Zweifel fliegt mir das Gespräch auch nicht so schnell um die Ohren. Zudem kann ein depressiver Kopf sehr irrational sein; und selbst Menschen, die ansonsten sehr bedacht im Netz agieren, geraten dann leicht in Versuchung, intimste Gedanken öffentlich zu machen. Da wird geballter Weltschmerz gepaart mit Selbsthass als Statusmeldung formuliert oder ein Kommentar verfasst, der den Freundeskreis aufschrecken lässt. So las ich neulich unter einem Beitrag über Hunde folgenden Kommentar einer guten Freundin:»Hätte ich meinen Filou nicht, wäre ich wohl nicht mehr auf dieser Welt!« Prompt schickte ich ihr eine besorgte private Nachricht. Es war ihr sehr unangenehm, sie habe nicht damit gerechnet, dass ihr Kommentar automatisch in der Timeline aller Freunde landen würde, und löschte ihre Zeilen sofort wieder.

So gut wie jeder öffentlichen Äußerung über das eigene Befinden liegt wie gesagt der Wunsch nach Aufmerksamkeit zugrunde. Allerdings kann diese ganz anders ausfallen, als es einem in dem Moment guttäte. Hat unser soziales Umfeld eh schon seine Probleme, mit dem Thema Depression adäquat umzugehen, so überfordert man vermutlich viele Menschen mit seiner schwarzgrauen Gedankenwelt und erhält womöglich gar keine Rückmeldung. Das wiederum kann dazu führen, dass man sich nicht gehört, missverstanden und allein gelassen fühlt. Es kann aber auch passieren, dass das Umfeld auf eine düstere Statusmeldung komplett anders als erhofft reagiert, möglicherweise mit Häme, Belustigung oder persönlichen Angriffen. Das wäre der Supergau für den Betroffenen, weil der angeknackste Selbstwert und das negative Gefühl dadurch noch verstärkt werden. Soziale Netzwerke sind eben nicht der richtige Ort, um sein Innerstes nach außen zu kehren. Zumindest nicht in einer akuten Phase. Denn jede persönliche Äußerung, die auf die öffentliche Bühne gestellt wird, sollte unbedingt wohlüberlegt sein!

Als ich in die Klinik kam, wurde es um mich auf meinen privaten Social-Media-Kanälen still. Das machte die eine oder den anderen irgendwann stutzig, hatte ich mich doch bislang häufig eingebracht und immer wieder Musik gepostet. Insofern dauerte es auch nicht lange, bis die ersten Nachfragen kamen, ob bei mir alles okay sei. »Ja, alles okay, habe im Moment nur viel um die Ohren!«, log ich, um für Ruhe zu sorgen. Es fühlte sich aber auch gut an, vermisst zu werden. Tatsächlich half mir das Netz enorm, mir nicht wie ein Alien vorzukommen. Schon vor meiner Selbsteinweisung fand ich in Foren, Netzwerken und auf YouTube Unterstützung, weil ich hier etwas über meine Erkrankung erfuhr. Natürlich konnte mir auch meine Ärztin genau erklären, was in meinem Hirn passiert, woran es mir mangelt und was dagegen hilft. Aber wie es sich anfühlt, wissen die wenigsten Mediziner und Fachleute. Zudem findet die Kommunikation zwischen Patient und Arzt natürlich stets auf professioneller Ebene und niemals auf Augenhöhe statt. Daher bleibt – trotz Diagnose und Hintergrundinformationen – alltägliches Wissen rund um die Krankheit oft auf der Strecke. Wie fühlen sich der Schmerz in der Brust und die Atemnot in einer schlimmen Phase an? Welche Begleiterscheinungen kann die Krankheit haben? Wie gelingt es, im Alltag damit zurechtzukommen? All das sind Erfahrungswerte; und dieses »Das kenne ich von mir«-Gefühl können einem nur andere Betroffene vermitteln. Zu Anfang dachte ich, ich sei völlig allein damit, weil ich niemanden hatte, mit dem ich mich vertrauensvoll und ohne mich noch kleiner zu fühlen über meine Situation austauschen konnte. Ängste, Sorgen und Gedanken konnte ich nur mit mir selbst ausmachen.

Über persönliche Schwächen spricht niemand gern, doch Suizidgedanken sind besonders heikel und sensibel. Auch in diesem Buch halte ich mich deshalb zurück, aber Depression und

Selbsttötungsfantasien gehören nicht selten zusammen. Als ich die Gedanken an den Tod nicht mehr aus dem Kopf bekam, war da kein Mensch, an den ich mich hätte wenden wollen. Ich schämte mich und war auch gar nicht in der Lage zu sprechen. Um dieser Einsamkeitsspirale zu entkommen, las ich mich durch Foren und Beiträge anderer Betroffener. Zum einen gab es ein wenig Halt zu merken, dass ich nicht die einzige Depressive auf der Welt bin, und zum anderen interessierte es mich, wie andere Menschen damit umgehen. Denn obwohl ich diese belastenden Suizidgedanken hatte, wusste ich doch, dass ich den letzten Schritt nicht wagen würde. Daher war es mein oberstes Ziel, diese Gedanken in den Griff zu bekommen, um nicht weiter in den Strudel der Trauer hineingezogen zu werden. Trotzdem beteiligte ich mich nie aktiv an den Diskussionen im Netz. Ich blieb stiller Beobachter und zog Kraft aus den fremden Beiträgen. Glücklicherweise geriet ich nur auf Seiten, die mir guttaten. Immerhin ist das Internet ja voll mit Angeboten zu allen möglichen Themen und natürlich auch zum Thema Depression. Darunter sind leider auch solche, die Betroffenen alles andere als guttun. Im Gegenteil. Angebote, die echte Hilfestellung bieten, sind vor allem lösungsorientiert, wollen Auswege aufzeigen und unterstützen. Zu meidende Seiten hingegen bestärken die düsteren Gedanken nur, statt nach dem Ausweg aus dem Strudel zu suchen. Ich habe es ja selbst erlebt, wie die graue Wolke im Kopf auch die Hirnzellen vernebeln kann. Daher ist es ratsam, sich die Webseiten genau anzuschauen und abzuwägen, ob diese dir helfen.

Depressive sind zudem sehr dünnhäutig und viel empfänglicher für Signale von außen – insbesondere für negative. Da kann ein Hauch von Kritik ganze Welten zusammenbrechen lassen. Wer in einer depressiven Episode hängt, ist ein verletzliches Fähnchen im Wind. Wenn von außen positiver Einfluss in Form von ernst gemeinten Hilfestellungen empathischer Menschen kommt und in einem selbst noch ein Fünkchen Wille da ist, aus der destruktiven Spirale der Depression zu entkommen, kann es gelingen. Wer jedoch mit seinen finsteren Gedanken allein daheimsitzt und in den falschen Foren stöbert, läuft Gefahr, in noch dunklere Sphären abzudriften. Insofern birgt das Internet für depressive Menschen sowohl Rettungsanker als auch lebensgefährliche Risiken. Ein kaum lösbarer Konflikt, weil wir alle uneingeschränkten Zugang zu allen möglichen Inhalten im Netz haben.

Zweifellos hat mir persönlich das Internet geholfen, indem mir die verschiedenen sozialen Netzwerke das Gefühl vermittelten, trotz emotionaler Blase ein Teil der Gesellschaft zu sein. Doch auch das hat seine Schattenseiten. Wer denkt, über das Handy oder den PC am sozialen Leben teilzuhaben, während er oder sie ganz allein zu Hause hockt, belügt sich selbst. Denn im Handumdrehen kann die Illusion entstehen, dass man zu einer Wirklichkeit gehört, von der man sich schon längst meilenweit entfernt hat. Insofern haben gerade die sogenannten sozialen Medien die Macht, das soziale Leben zu sabotieren und im schlimmsten Fall auszuradieren. »Freunde«, »Unterhaltungen«, diese Begriffe aus der Online-Welt sind reine Augenwischerei. Ohne analogen zwischenmenschlichen Kontakt vereinsamen wir, da können wir ein noch so großes Folgevolk und noch so viele Facebook-Likes haben. Auch ich bin mehrmals in diese Falle getappt. Die soziale Isolation, eine häufige Begleiterscheinung der Depression, kann durch die Kontaktillusion, die von den sozialen Medien geschürt wird, gefährlich verstärkt werden. In der Kommunikation mit unserem Umfeld sollte deshalb alles Digitale nur als Krücke fungieren: Termine können vereinbart, kurze Informationen ausgetauscht werden. Denn wird irgendwann nur noch via Emoticons kommuniziert, leidet die soziale Kompetenz.

Der Suchtfaktor ist übrigens enorm, warum sonst wischt, scrollt und tippt meine Generation einschließlich mir täglich mehrere Stunden auf dem Handy herum? Problematisch daran ist, dass eine Depression durch die Handysucht (nicht selten eine Folge der Depression!) regelrecht zementiert werden kann, weil hilfreiche Aktionen wie Bewegung an der frischen Luft, die Suche nach einem Therapeuten und das Treffen von Freunden ausbleiben. Der Kanal für reale Erlebnisse und Aktivitäten wird vom Smartphone verstopft. Inzwischen habe ich Mittel und Wege gefunden, auch mal – im eigentlichen Wortsinn – abzuschalten, vor allem beruflich. Doch die Gefahr, rückfällig zu werden, bleibt; schließlich ist das Smartphone immer griffbereit. Um mich davor zu schützen, suche ich aktiv den persönlichen Kontakt zu anderen Menschen, und zwar nicht nur, wenn sich eine depressive Phase ankündigt. Ich sehe zu, dass ich neben meinem Online-Dasein in den sozialen Netzwerken stets als Mensch aus Fleisch und Blut präsent bin und mir bewusst entsprechende Aus-, sprich Offlinezeiten nehme.

Persönlicher Profitipp: Wenn du merkst, dass du dich selbst immer wieder austrickst, wenn dein Smartphone deine Tage und Nächte bestimmt und du nichts mehr außerhalb der Online-Welt erlebst, dann hilft es, vertraute Menschen einzuweihen, die, wenn nötig, einfach mal das Handy konfiszieren und dich zu einem Spaziergang am See oder einem Tischtennismatch im Park überreden.

WENN SOZIALE NETZWERKE DEPRESSIV MACHEN

Menschen, die an einer sogenannten Cyberdepression leiden, sind längst keine Sonderlinge mehr. Immer mehr, vor allem junge Menschen sind davon betroffen. Mir war selbst lange nicht klar, wie sehr die heutige Social-Media-Nutzung in das Leben und Erleben einer ganzen Generation eingreift – und dass sie regelrecht krank machen kann. Wer die Inhalte auf Instagram & Co. zu seinem Lebensinhalt überhöht und es versäumt, sich rechtzeitig abzugrenzen, gerät unter Umständen in einen destruktiven Sog, der nach und nach wie eine ätzende Säure das Selbstwertgefühl zersetzt. Die Gefahr, in diesen Sog zu geraten, ist gerade bei jungen Leuten zwischen elf und 18 Jahren besonders groß, weil sie in dieser Zeit von Unsicherheit, Ängsten und Zweifeln geplagt sind. Der perfekte Nährboden für die Samen der Cyberdepression, ausgelöst von selbstzerstörerischen Vergleichen in digitalen Zerrspiegeln wie Instagram.

Auf der Bilder-Plattform Instagram mit weltweit 1 Milliarde aktiven (!) Nutzern[*] setzen sich die sogenannten Influencer in Szene, und das natürlich möglichst von ihrer besten, sprich photoshopgetunten Seite. Perfekte Pose, perfektes Outfit, per-

[*] Stand: Juni 2018. Quelle: statista.com.

fekter Background, Falten, Pickel, Dellen weg. Irgendwo dazwischen finde ich statt. Auch als Influencer. Obwohl ich durchaus versuche, mich so echt wie möglich zu zeigen. Der Druck auf Menschen wie mich wird durch diese perfekte Scheinwelt nicht weniger. Im Gegenteil. In Zeiten, in denen Likes eine kostbare Währung sind und Normalsein verpönt ist, überlegt man sich dreimal, ob man ein Bild nun natürlich lässt oder das Pickelchen wegretuschiert. Da ist die aktuelle Self-Love-Bewegung teilweise nur ein Tropfen auf den heißen Stein, denn wir werden überrollt von falschen und vor allem unerreichbaren Schönheitsidealen. Die Internetrealität ist schon so verzerrt, dass die Community inzwischen absurderweise Authentizität und Perfektionismus gleichzeitig erwartet. Auf Instagram entdecke ich immer mehr Profile von Kindern, die höchstens zwölf Jahre jung sind, aber schon posen wie Kim Kardashian. Auch ich wollte als Zwölfjährige aussehen wie Shakira. Die neuen Idole aber wirken heute »dank« Instagram, YouTube und Konsorten viel nahbarer, weil sie sich auch am Frühstückstisch oder im Schlafzimmer zur Schau stellen; deswegen sind sie aber keineswegs echter als die Sternchen auf einem Bravo-Cover von 1999. In den sozialen Netzwerken wird ein inszeniertes Leben als echt verkauft – und im Vergleich damit schneiden die meisten Menschen mit ihrem Leben unweigerlich »schlechter« ab. Ich habe den Vorteil, dass ich viele dieser vermeintlich perfekten Menschen persönlich kenne und deshalb genau weiß, wie viel Fassade da im Spiel ist. Das half mir in Akutphasen, meinen Selbstwert angesichts der perfekten Leben anderer nicht komplett zu demontieren. Auch ein Blogger oder Influencer hat mal fettige Haare, Selbstzweifel und Warzen am Fuß. Davon aber ist im Netz natürlich nichts zu sehen. Stattdessen wird da ein Wesen hingezaubert, das jeden Morgen eine Smoothie-Bowl am Strand von Bali genießt, die gebräunte Haut am Superbody, die glänzende Haarpracht und die vollen Lippen dabei bestmöglich ausgeleuchtet. Und dann sind da all die dreizehnjährigen Mädchen aus Karlsruhe, Passau und Schleswig, die jeden Morgen als Erstes mit dieser Scheinwelt und dann mit ihrem eigenen, nicht selten verzerrten Selbstbild konfrontiert werden. Da kann ein noch wackeliges Selbstwertgefühl schnell zusammenkrachen – und zack ist da der nagende Gedanke im Kopf: »Ich bin nicht gut genug.« Wer sich selber für minderwertig hält und meint, alle anderen hätten ein geileres Leben als man selbst, verlässt die Realität, sieht sich selbst nicht mehr und kann schließlich gar nicht anders, als sich schlecht zu fühlen. Es gibt extreme Beispiele von Menschen, die wirklich alles versuchen, um das gewünschte Aussehen oder den coolen Lifestyle zu erreichen, die zig Operationen über sich ergehen lassen, Anabolika nehmen, sich verschulden oder auf Size 0 runterhungern. Wenn dann trotzdem der erhoffte Glückseffekt ausbleibt, sind der Frustration und nicht selten der Depression Tore und Türe geöffnet. Ich persönlich denke, dass sich ein Mensch kaum etwas Schlimmeres antun kann, als einem bestimmten Schönheits- oder Lifestyle-Ideal nachzueifern. Denn dabei lösen sich das eigene Selbst und der Blick für alles Gute im eigenen Leben auf. Entsprechende Studienergebnisse sind alarmierend: So gab beispielsweise über die Hälfte der Befragten an, sich nach der Nutzung von Social Media schlechter zu fühlen, »weil jemand anderes ein besseres Leben hat als ich selbst.«[*] Inzwischen geht

---

* Quelle: https://de.statista.com/statistik/daten/studie/683358/umfrage/gruende-warum-personen-sich-durch-social-media-schlechter-gefuehlt-haben/ (Stand: Juni 2018).

es oft nur noch darum, die meisten Gefällt-mir-Klicks abzustauben, um den Selbstwert zu erhöhen. Insofern wundert es auch nicht, dass sich 54 Prozent der befragten Personen dafür interessieren, wie viele Likes sie für einen Beitrag oder ein hochgeladenes Foto bekommen.[*] Ich kenne das nur zu gut, habe ich doch selbst lange Zeit meinen Selbstwert an Likes festgemacht. Sogar bei Posts, die nur meine »Freunde« sehen konnten, dachte ich im Nachhinein oft darüber nach, wieso dieser oder jener Beitrag nun nicht so gut ankam.

Nicht nur Vergleiche mit der stilisierten Online-Welt sind problematisch, vielmehr kann sogar der Vergleich mit sich selbst triggern, sprich emotionale Negativspiralen in Gang setzen. Beim Betrachten des eigenen Feeds, alter Bilder und Beiträge entsteht womöglich der trügerische Eindruck, das eigene Leben sei vor einigen Monaten oder Jahren wesentlich besser gewesen als heute. Schließlich werden ja meist auch nur jene Aspekte des Lebens mit der Netzwelt geteilt, die wir selbst gut finden oder uns in einem guten Licht erscheinen lassen. Alles andere wird einfach ausgeblendet – und plötzlich sind wir Opfer unserer eigenen Illusion.

Kurzum: Alles, was das Selbstwertgefühl attackiert, begünstigt Depressionen. Daher können sich in der realitätsfernen Online-Welt eigentlich nur jene unbeschadet tummeln, die ein gesundes Selbstbewusstsein haben. Alle anderen sollten ab und zu einen Realitätscheck durchführen: App schließen, Handy ausmachen, mit Freunden treffen und das persönliche Gespräch genießen.

---

[*] Quelle: https://de.statista.com/infografik/8392/schlechte-laune-durch-social-media/ (Stand: Juni 2018).

MEIN PERSÖNLICHES HOW-TO IM UMGANG MIT SOCIAL MEDIA

- Definiere in depressionsfreien Phasen Regeln im Umgang mit den sozialen Medien für dich und schreibe sie auf.
- Überprüfe dabei genau, ob und wie du Social Media nutzen möchtest.
- Weihe eine vertraute Person ein, damit diese dir gegebenenfalls bei der Umsetzung deiner eigenen Regeln helfen kann.
- Überlege genau, welche Inhalte dir helfen, dich besser zu fühlen.
- Meide Content, der dich runterzieht. Im Zweifelsfall solltest du gewisse Seiten entfolgen. Wetten, dass du dabei nur gewinnen kannst?
- Mit bestimmten Apps wie *Moment* und *Offtime* kannst du regulieren, wie viel Zeit du auf welchen Plattformen verbringst. Bist du mehr als zwei Stunden täglich in den sozialen Netzwerken unterwegs, solltest du die Nutzungsdauer drosseln.
- In Akutphasen kannst du dein Handy auch einer vertrauten Person geben, um auf diese Weise ganz darauf zu verzichten.
- Überlege dir genau, was du öffentlich posten möchtest. Bedenke dabei immer, dass sich in einer depressiven Phase alles anders anfühlt und du öffentliche Gefühlsausbrüche auch schon nach wenigen Stunden oder Tagen bereuen könntest.

- Stell dir am besten immer vor, wer alles aus deinem Umkreis Zugriff auf deinen Beitrag haben könnte: Lehrer, Mitschüler, Kollegen, Nachbarn ... Willst du das wirklich?
- Wenn du dich über das Thema Depression austauschen möchtest, suche lieber den persönlichen Kontakt zu deinen Freunden oder der Familie. Im Gespräch lassen sich Zusammenhänge viel besser erklären, Gefühle viel leichter beschreiben – und du bekommst sofort eine persönliche Rückmeldung.
- Wenn du dich mit anderen Betroffenen austauschen möchtest, sieh dir die Webseiten und Foren ganz genau an, bevor du deine Geschichte mitteilst. Schließlich soll alles, was du hier tust, gut für dich sein und dir helfen.
- Nutze das Internet ausschließlich als Krücke: Es ist eine, aber nicht die einzige Informationsquelle, es ist ein Ort, an dem du dich kurzfristig mit anderen Betroffenen austauschen und in einer akuten Phase den Anschluss zu deinen Liebsten wahren kannst. Das Internet ersetzt aber niemals den persönlichen zwischenmenschlichen Kontakt. Insbesondere bei einer Depression ist es wichtig, sozial eingebunden zu sein – und zwar in der echten Welt –, rauszugehen und sich dort Hilfe zu suchen.

5

Bin ich die, die ich sein soll, oder doch jemand anders?

»Irgendwo muss er doch sein … ich hatte ihn doch hier abgelegt«, murmele ich vor mich hin, während ich bunte Aktenordner durchforste. Bei den Belegen für Fernseher und Waschmaschine ist er auch nicht. Wieso hebe ich eigentlich jeden Mist auf? Die Garantie für diese Geräte ist doch sowieso längst abgelaufen. Ich beschließe, den alten Schmodder demnächst auszusortieren und endlich mal wegzuschmeißen. Jede dumme Quittung habe ich fein säuberlich abgeheftet und aufgehoben, den Garantieschein für eine Digitalkamera mit 1 Megapixel sogar seit zehn Jahren, obwohl ich die Kamera schon vor acht Jahren entsorgt habe. Nur mein eigener Garantieschein ist nicht da. Dabei geben Soft- und Hardware langsam ihren Geist auf. Für meinen Geschmack viel zu früh. Eine Reparatur wäre dringend notwendig. Oder am besten gleich ein Umtausch. »Hallo, einen neuen Körper bitte. Der hier ist kaputt.« Aber ohne Beleg bekommt man ja nicht mal bei Ikea defekte Ware ersetzt. Wie bescheuert bitte schön ist dieses System? Da bekomme ich einen Körper, der knapp achtzig Jahre überstehen muss, doch wenn er vorher streikt, muss ich damit weiterleben, bis ich irgendwann umfalle. Für Produkte Made in GDR gibt es eh keine Ersatzteile mehr. Also bleibt mir nichts anderes übrig, als mein Leben mit diesem Sprung in der Schüssel selbst zu gestalten und meinen Körper irgendwie wieder zum Laufen zu bringen.

Schon vor der Depression ritt ich gern mal auf der »Alles beschissen«-Welle, wobei ich oft ganz schön ins Trudeln geriet. Denn ich habe das überflüssige Talent, alles bis zum Gehtnichtmehr zu zerdenken. Jede Entscheidung wird akribisch auseinandergepflückt, Gesagtes lasse ich tagelang Revue passieren. So richtig entspannt, gelassen und locker-flockig war ich noch nie. Immer ein bisschen angestrengt und gestresst von allem und jedem. Schon harmlose SMS-Nachrichten konnten mich an schlechten Tagen regelrecht auf die Palme bringen, und der Gedanke an eine Klausur verdarb mir bereits Wochen vorher Appetit und Laune. Nur über dieses lebensfeindliche Verhalten nachgedacht habe ich nie wirklich. Das war für mich so normal, dass ich gar nicht auf die Idee kam, daran je etwas ändern zu können. Und so war es schließlich der konstant hohe Stresspegel, der das Fass Leben zum Überlaufen brachte. Zu allem Überfluss strahlten mich auf Instagram dauernd fröhliche, ausgeglichene, vor Energie nur so strotzende Menschen an. Dieses zur Schau gestellte Glück anderer hat mich früher krank gemacht. Ich hätte jeden Tag kotzen können. Vor allem weil ich selbst daneben so kläglich und kümmerlich vor mich hin lebte. Da war nichts Strahlendes. Einige meiner früheren Mitschüler haben schon vor Jahren einen gut situierten Partner geehelicht, sich gerade den dritten Neuwagen in ihrem Leben gekauft und kommen beruflich gut voran. Ich hingegen lebte wenig erfolgreich das Gegenmodell. Manchmal wusste ich nicht, wovon ich die nächste Monatsmiete für meine Wohnung zahlen sollte, in meinem Kühlschrank wuchsen Spinnenweben, und ich kriegte es nicht mal gebacken, die Reifen meines Fahrrads vernünftig aufzupumpen oder eine anständige Beziehung zu führen. Klingt verdächtig nach Loser-Qualitäten, oder? Und während ich immer noch bei jedem Brief von Finanzamt oder GEZ zusammenzucke, haben andere Menschen meines Alters eine private Rentenversicherung und ein Kind, für das sie Verantwortung tragen. Ich konnte bis vor wenigen Jahren ja nicht mal für mich selbst Verantwortung übernehmen; und so alltägliche Dinge wie Einkaufen oder mal eben die Bettwäsche wechseln wurden allmählich zu Mammut-Aufgaben. Da ich schon immer zu lethargischen Phasen neigte, hatte die Depression leichtes Spiel, sich bei mir einzunisten. Sie klingelt auch nicht vorher an der Tür und sagt:»Hallo, ich bin jetzt da. Wollen wir anfangen?« Nein, sie ist wie ein Partner, der nach und nach immer mehr Sachen von sich in meine Wohnung schleppt. Erst ist es der Ersatzschlüpfer, der praktischerweise bei mir im Schrank gelagert wird, folgt schon bald eine eigene Zahnbürste, und ehe man sich versieht, lebt man in einem Zwei-Personen-Haushalt, ohne das je geplant zu haben. Plötzlich war ich auch in meinem Körper nicht mehr alleine, sondern hatte eine anstrengende Mitbewohnerin im Schlepptau. Die Depression ist bei mir eingezogen und hat es sich gemütlich gemacht. Da wurden neue Sofakissen angeschafft, und die Depression wollte gern einen unbefristeten Untermietvertrag. Anfangs hasste ich es, dass wir nun zusammenlebten.

Als Meisterin des Hinterfragens und Abwägens habe ich mir natürlich bis zum Abwinken Gedanken darüber gemacht, wie es überhaupt so weit kommen konnte.»Seit wann leiden Sie denn an einer Depression« ist die häufigste Frage in diesem Kontext – und gleichzeitig die schwerste. Gefolgt von dem Dauerbrenner: »Was könnte denn die Ursache für Ihre Depression sein?« Wenn ich das wüsste, würden wir hier nicht sitzen, habe ich jedes Mal genervt gedacht und bestimmt die Augen verdreht. Die Gründe, an Depression zu erkranken, können so unfassbar vielschichtig sein, und woher sollte ausgerechnet ich nun wissen, was der Auslöser war. Es kam doch eigentlich alles infrage. Eine Weile glaubte ich sogar fest daran, dass ich nur krank wurde, weil mein

Körper gewisse Nährstoffe nicht aufnehmen konnte. Eine Darmspiegelung und diverse Tests später wurde ich eines besseren belehrt. Dank meiner Therapeutin und stetiger Selbstreflexion habe ich die wirklichen Ursachen aber nach und nach ausfindig machen können. Das ist ein ebenso langwieriger wie aufreibender Prozess, denn mal so richtig in den Spiegel zu schauen kann mitunter schmerzhaft sein. Aber ohne diesen Prozess hätte ich nie erfahren, dass nicht nur ich einen Dachschaden habe. Inzwischen liebe ich es, offen und ehrlich mit anderen über meine und deren Macken zu plaudern. Und ich habe gelernt, dass nicht meine Umwelt an allem schuld ist, weder meine Kindheit noch ein Mangel oder ein traumatisches Erlebnis. Ursprung allen Übels ist mein Hirn – und daran kann ich arbeiten.

»WAS WILLST DU DENN MAL WERDEN?«

Lange bin ich mehr oder weniger gut damit gefahren, Dinge aufzuschieben, für alles etwas länger zu brauchen, unpünktlich und extrem unkoordiniert zu sein: ein bunter Strauß an Unzulänglichkeiten in puncto Verantwortung. Zwar habe auch ich jetzt endlich einen Universitätsabschluss in der Tasche, trotzdem weiß ich häufig immer noch nicht, was ich eigentlich will und wohin meine Reise gehen soll. Ich bin ein kleiner Hans-guck-in-die-Luft, wenn es um Entscheidungen geht. Immer wieder frage ich mich: Ist das jetzt das Richtige, was ich hier mache? Oder: Was mache ich hier überhaupt? Klar, dass ich mit dieser grüblerischen Grundhaltung Dauerkundin in der Motivationsachterbahn bin. Hochmotiviert belegte ich zu jedem Semesterbeginn möglichst viele Pro- und Hauptseminare, um nach vier Wochen festzustellen, dass ich dort nicht mehr hingehen wollte. Bücher wurden angefangen und nie zu Ende gelesen, von meiner Anwesenheit im Fitnessstudio ganz zu schweigen. Obwohl mein Körper und Geist dankbar für jede körperliche Bewegung sind, konnte ich mich nach anderthalb Jahren einfach nicht mehr aufraffen. Und die Motivation, wieder anzufangen, hat sich irgendwo in meiner Wohnung versteckt. Ja, ich habe ein Durchhaltevermögen wie ein labberiges Toastbrot. Ob Hobby, Job, Sport oder Beziehung: Ich bin einfach schlecht organisiert, verliere schnell die Lust und nicht selten auch die Geduld. In unserer Leistungsgesellschaft denkbar schlechte Voraussetzungen für ein erfolgreiches Leben. Und genau das machte mir schon früh zu schaffen. In dem Vorort von Frankfurt am Main, in dem ich aufwuchs, lebten viele sehr strebsame Kinder, die mal Abitur machen sollten, um dann zu studieren, damit sie anschließend wie der Vati in einem der aalglatten Hochhäuser in der City schwarze Ledersessel vollfurzen können. Mir war Schule mehr oder weniger egal. Auch meine Eltern sahen keinen Grund, einen besonderen Erfolgsdruck auf ihre Tochter auszuüben. Und da ich recht bald entschied, kein Abitur machen zu wollen, blieben sie relativ entspannt, wenn ich mal eine vier in Mathe mit nach Hause brachte. Natürlich wollten sie, dass aus mir mal etwas wird, aber der Druck war deutlich geringer als bei meinen Mitschülern. Trotzdem habe ich mich oft falsch gefühlt. Nicht sportlich genug, nicht musisch genug, nicht angepasst genug. Die Träume der anderen kamen mir vor wie Alpträume. Konventionen machten mir Angst – und so wurde ich von allein zur Außenseiterin. Oft habe ich mich gefragt, wie mein Leben verlaufen wäre, wenn ich dem konventionellen Weg gefolgt wäre. Wenn ich heute in einem Häuschen auf Pump sitzen würde, verheiratet wäre und fünf Tage die Woche von nine to five in einem Büro sitzen müsste. Bei der Vorstellung schüttelt es mich. Nein, mein Weg ist der, den ich gehe. Mit allen Stolpersteinen, Umwegen, Abhängen, Sackgassen und Zickzackkursen. Problematisch wurde es gegen Ende der Realschule: Jetzt musste ich aktiv eine Weiche stellen. Seit Jahren war ich gegen das Establishment gewesen, und nun sollte ich plötzlich Teil davon werden? Dank meiner persönlichen Mini-Revolution in der achten Klasse – plötzlich hatte ich angefangen, mich für Politik, Literatur, Sprache und Kultur zu interessieren und bessere Noten zu schreiben – hatte ich mich für das berufliche Gymnasium qualifiziert. Eine Ausbildung mit all ihren engen Regeln kam für mich nicht infrage. Ich wollte kreativ sein, mich entfalten und auf keinen Fall festlegen (das ist übrigens bis heute mein Credo). Also bewarb ich mich schließlich auf der Gutenbergschule in Frankfurt, an der es Fächer wie Fotografie, Bildbearbeitung und Siebdruck gibt. Weil ich die Aussicht, dort zu lernen, großartig fand und entsprechend motiviert war (☺), habe ich mich gezielt vorbereitet, im Vorfeld einen Zeichenkurs an der Schule belegt, eine Mappe mit meinen Arbeiten zusammengestellt und diese bei einem persönlichen Gespräch mit der Schulleitung vorgezeigt. »Genau solche Leute brauchen wir hier.« Nach dieser Reaktion dachte ich, es wäre geschafft. Doch bei der dritten Aufgabe der Aufnahmeprüfung musste ich passen: Zeichne eine Baustelle aus der Sicht eines Hundes. Mein Hund war offenbar blind, denn ich gab ein leeres Blatt ab – und drei Wochen später kam die Absage der Schule. Und nun? Ausbildung war nicht mein Ding, das Abitur konnte ich nicht machen, weil ich nur für ein berufliches Gymnasium qualifiziert war, und auf die kaufmännische Schule, auf die viele aus meinem Jahrgang gehen wollten, hätten mich keine zehn Pferde bekommen. Plan B war letztlich die Frankfurter Schule für Bekleidung und Mode; sie war im gleichen Gebäude wie die Gutenbergschule untergebracht, verlangte aber keine Aufnahmeprüfung. Hier wurde ich angenommen, und so beschäftigte ich mich fortan intensiv mit dem Thema Bekleidung, was mir besser gefiel als gedacht.

Im ersten Schuljahr mussten alle Schüler ein Praktikum absolvieren. Mein erster richtiger Kontakt mit der Berufswelt. Dass ich jeden Morgen um 5 Uhr aufstehen musste, um Punkt 7:30 Uhr in der Schneiderwerkstatt zu sitzen, war kein Problem, auch acht Stunden am Tag Radio hören zu müssen, war irgendwie auszuhalten. Nur die Tatsache, dass ich mit Autoritätspersonen, die unbedingten Gehorsam fordern, nicht zurechtkomme, stand mir im Weg. Nun mag manch einer denken: »Da musst du halt mal durch, Mädchen. Stell dich nicht so an!« Aber für mich war das unmöglich. Befehle entgegenzunehmen und diese ungefragt auszuführen, widerstrebt mir derart, dass ich während des Praktikums eine Blasenentzündung nach der anderen bekam. Meine Abneigung blieb natürlich auch der Autoritätsperson nicht verborgen. Und so folgte die Rache auf dem Fuße: Während andere Praktikantinnen bereits fleißig an den Nähmaschinen saßen und ihre ersten Taschen nähten, musste ich auch Wochen später noch Nähte auftrennen. Da ich mir solche Schikanen nicht bieten ließ, kam es nicht selten zu lauten Wortgefechten und Tränen meinerseits. Am liebsten hätte ich alles hingeworfen. Aber ich biss tatsächlich die Zähne zusammen und zog es durch mit dem inneren Schwur, dass ich nie, nie wieder in einem Angestelltenverhältnis arbeiten würde.

Das Ergebnis war eine gute Fachhochschulreife, die, hätte ich nicht so oft meine Sportsachen vergessen, sogar sehr gut hätte sein können. Und wieder die Frage: Was nun, Frau Müller? Erst mal ein Jahr ins Ausland, um mich selbst zu finden, aber vor allem, um vor der Entscheidung, was ich mal werden möchte, wegzulaufen. Aus einem halben Jahr England wurde ein ganzes, ohne dass ich danach in Sachen Zukunftsplanung schlauer war. Denn auch mit fast 20 war ich maßlos damit überfordert. Ich wusste weder, was ich vom Leben will, noch, wie ich die letzte Party überlebt habe. Es ist mir sowieso ein Rätsel, weshalb junge Leute sich mit 16 entscheiden müssen, wie ihre Zukunft aussehen soll. In einem Alter, wo sie nicht wählen, nicht bis in die Puppen ausgehen, nicht Autofahren und keine Verträge abschließen dürfen. Glücklicherweise ist es inzwischen keine Schande mehr, einen einmal eingeschlagenen Weg wieder zu verlassen; Umschulungen und Quereinstiege sind fast die Regel. Doch wen wundert das? In fünfzig Erwachsenenjahren entwickelt der Mensch sich eben weiter, entdeckt neue Interessen oder verliert die Lust an dem, was er seit zwanzig Jahren tut.

Meine Entscheidung, vom Studienfach Geschichte zur Anglistik zu wechseln, habe ich jedenfalls nie bereut und das Studienende ja auch lange genug hinausgezögert ... Doch dann war es soweit: Ich musste mal wieder eine Lebensweiche stellen, da ich meinen Lebensunterhalt schließlich selbst verdienen wollte – Hauptsache keine 40 Wochenstunden im Büro und nicht die Befehle anderer ausführen müssen. Leben auf Kosten anderer kam gar nicht in die Tüte, also musste ich aktiv werden. Die damit einhergehende Unsicherheit, nicht jeden Monat zur gleichen Zeit den gleichen Geldbetrag auf dem Girokonto vorzufinden, nehme ich dafür gern in Kauf. Ich bin lieber mein eigener Chef und entscheide selbst, wann ich was erledige; ich will mich nun mal nicht anmotzen lassen, wenn mal was nicht so nach Plan läuft. Als mein eigener Chef liegt (fast) alles in meiner Macht, bin ich allein für (fast) alles verantwortlich. Montage jucken mich nicht, Feiertage sind mir egal, und über Kollegen muss ich mich auch nicht ärgern. Als wäre ich von einem anderen Stern. Doch bis ich selbstbewusst sagen konnte: »Ich möchte keinem regulären Job nachgehen, ich versuche, so über die Runden zu kommen«, hat es allerdings einige Jährchen gedauert. Lange habe ich mich einfach fehl am Platz gefühlt, zumal Menschen, die den sicheren Weg bevorzugen, wenig Verständnis für so viel Risikofreudigkeit haben. »Und was ist dann mit deiner Rente?« Ehrlich gesagt weiß ich nicht, was mal mit meiner Rente sein wird. Aber genauso wenig weiß ich, ob ich nicht vorher einfach tot umfalle, im Lotto gewinne oder eben mache, was mir Spaß macht und die Miete finanziert. Mit der Zeit hat sich ein buntes Aufgabenallerlei angesammelt: Ich moderiere eine Radiosendung, schreibe ein Buch und für meinen Blog, habe ein eigenes Klamotten-Label, verdiene Geld mit Social-Media-Postings und springe auf der einen oder anderen Veranstaltung herum, wofür ich sogar oft bezahlt werde. Für mich das Beste, was mir passieren konnte. Auf die Frage, was ich beruflich mache, sage ich trotzdem meist nur: »Ich bin selbstständig und Mensch.« Alles andere ist viel zu kompliziert. Eigentlich möchte ich mich auch gar nicht über meine »Lebensunterhaltstätigkeiten« definieren, zumal diese sich jederzeit ändern können. Das Modeln bei-spielsweise habe ich inzwischen an den Nagel gehängt. Insofern kann ich auch die Frage, was ich mal werden will, immer noch nicht beantworten. Ich kann nur sagen, was ich bleiben will: Ich. Und dabei steht Unabhängigkeit für mich ganz weit oben.

»JETZT BERUHIG' DICH ERST MAL, VICKY!«

Manchmal habe ich den Eindruck, dass die Menschheit sich auf-teilt in jene, die sich keine weiteren Gedanken um nichts ma-chen, und jene, die so gut wie alles und jedes minuziös hinter-fragen. Dreimal darfst du raten, welcher Gattung ich angehöre? Richtig, dem Team: Wer bin ich und was mach' ich hier eigent-lich? Oft muss ich mich beherrschen, die dabei entstehenden Gedankenkonstrukte nicht ausufern zu lassen und mich nicht in der Grübelei über meine Existenz im Universum zu verlieren. Beim Blick in den Himmel wird mir manchmal ganz mulmig, weil ich angesichts seiner Dimension ein winzig kleiner Furz im Wind bin. Plötzlich wird das Hier und Jetzt so unbedeutend. Doch genauso, wie ich mir über die unendlichen Weiten des Weltalls und der Ewigkeit den Kopf zerbrechen kann, genauso kann ich stundenlang über die unendlichen Weiten meiner Ge-dankengänge nachdenken. Mein Hirn ist in der Lage, eine ganze Milchstraße an Gedanken zu kreieren. Und so denke ich dann mal wieder über meine Gedanken nach ... Nehmen wir beispiels-weise die aus drei Wörtern bestehende Frage: Gibt es Karma? Die dehne ich in meinem Kopf so lange aus, bis ich spüre, wie mein Hirn wächst und an die Schädeldecke drückt. Auch Kopf-schmerzen genannt. Die bekomme ich fast immer, wenn mein Denkapparat zu rattern anfängt. Zu einem konkreten Ergebnis komme ich allerdings so gut wie nie, weil ein Schwarm an Aspekten und Perspektiven und weiterführenden Fragen mir die Sicht versperrt. So weit so kompliziert; richtig schwierig aber wird es, wenn andere Menschen wie mein Lebensgefährte involviert sind. Früher wurde ich an einem schlechten Tag zu einem bockigen Muffel, und mein Partner bekam die volle Breitseite ab, nur weil er den Papiermüll noch nicht wie versprochen entsorgt hatte. Ich ging hoch wie eine Rakete, fauchte, keifte, stritt. Die Reaktion meines Gegenübers reichte von sichtlich geschockt bis verunsichert, während ich fast platzte vor Wut. Doch kaum war der emotionale Orkan abgezogen, kam ich ins Grübeln. »Hätte ich jetzt nicht so ein Fass aufmachen sollen? Bin ich vielleicht nur gestresst?« Einfach mal kurz eine Ansage machen – weise Leute sprechen von Ich-Botschaft senden – und das Ganze dann erst mal stehen lassen oder die Entschuldigung akzeptieren, fiel mir an Muffeltagen besonders schwer. Heute bemühe ich mich zwar, mal mehr, mal weniger erfolgreich, meine Launen nicht so sehr an meinen Liebsten auszulassen, frage mich jedoch gleichzeitig: Ist es nicht völlig normal, dann und wann seinem Unmut Luft zu machen? Da ist es wieder: »normal«. Mit dieser Kategorie komme ich nicht klar. Ich weiß eigentlich nie, was in dieser oder jener Situation normal und angebracht ist (dazu auch siehe Seite 119). Wo sind denn meine eigenen Grenzen? Habe ich nun überreagiert oder doch wie eine Powerfrau, die sagt, was sie denkt, und auch mal auf den Tisch haut? Sofort gerate ich in eine regelrechte Kopfdebatte – bis ich mein Gegenüber – ob nun Partner, Kumpels oder Familie – schließlich mit einer Gedankenlawine überrolle: Das Gesicht wird steif, der Blick leer, die Körperhaltung schlaff. Eigentlich möchte man nur noch vor mir fliehen. Wie anstrengend ich gerade bin, merke ich jedoch erst, wenn ich meinen Monolog beendet habe und alle Gedanken zum Thema losgeworden bin. Hinter mir liegt ein mega anstrengender Gefühlsparcours. Erst enttäuscht, dann aufgeregt und wütend, plötzlich verständnisvoll, und am Schluss nur noch traurig. Zurück bleibt eine unerfüllte Erwartung an mein Gegenüber. Und in neun von zehn Fällen bekomme ich dann zu hören:»Jetzt beruhig' dich mal, Vicky!« Und wer besonders gern mit dem Feuer spielt, sagt:»Chill doch mal« oder»Reg dich mal nicht so auf!« und läutet damit Runde 2 des Dramakarussells ein.

Warum können die nicht einfach mal emotional mit mir mitschwingen? Bin ich denn Gefühlsalien? Ohne jetzt das Gender-Fass aufmachen zu wollen: Ich glaube ja, dass es eine Frage der Hormonkonstellation ist, wie man respektive frau emotional tickt. Während meine Freundinnen meist sofort ins Karussell einsteigen und mit mir zusammen eine entlastende Dramarunde drehen, kapiert der männliche Teil meines persönlichen Umfelds gar nicht erst, worum es gerade geht, und ich stehe da wie eine dumme Gans, mache mir Vorwürfe – und schon bin ich wieder auf hundertachtzig. Warum, bitte schön, bin ich jetzt wieder diejenige, die sich rechtfertigen muss? Mein Körper schüttet eine Flut an Stresshormonen aus, mein Herz rast, mein Kopf dröhnt, mein Magen wird flau. Eine perfide Mixtur aus Aufgekratztsein und Erschöpfung. In solchen Momenten zu chillen ist alles andere als leicht ...

Kurzum: Ich bin wirklich nicht ganz einfach. Wie oft habe ich mir früher ausgemalt, wie das Leben wäre, wäre ich an ders. So wie jene Menschen, bei denen alles normal, reibungslos und ohne große Dramen über die Lebensbühne geht. Die einfach ausgeglichen sind und sich nicht ständig mit Selbstvorwürfen über ihr eigenes Verhalten quälen. Die stets rundum happy und zufrieden sind. Mittlerweile weiß ich, dass diese Gedanken alles andere als zielführend sind: Erstens mache ich mich damit unnötig klein, und zweitens haben sie überhaupt nichts mit der Realität zu tun. Oder kennt ihr jemanden, der noch nie ins Straucheln kam und tagein, tagaus gut drauf ist? Wir alle haben unsere Probleme, handeln manchmal unangebracht, reagieren zu emotional oder zu nüchtern. Alles eine Frage der Übung und Lebenserfahrung. Wirklich schlimm, weil selbstzerstörerisch, wird es erst, wenn wir uns für unsere Gefühle schämen und bestrafen. Gefühle sind etwas ganz Normales. Sie kommen und gehen. Auch negative Gefühle wie Zorn, Neid, Traurigkeit und Eifersucht gehören zum Menschsein dazu. Was ich jedoch inzwischen gelernt habe: Es kommt darauf an, wie wir mit unseren aufploppenden Gefühlen umgehen. Mir hilft es zum Beispiel, wenn ich erst mal bewusst ein- und ausatme und der Situation Raum gebe, bevor ich wie eine Besessene auf das Gefühl aufspringe und verbal auf andere einschlage. Abwarten und Tee trinken oder, wie ich, erst mal ein Eis essen und sich die Situation noch einmal neu anschauen. Dabei kann ich dann darüber nachdenken, wo genau meine Grenzen liegen, was ich angebracht oder was ich kritisch finde. Das hilft ungemein bei der zwischenmenschlichen Kommunikation. Und mein absoluter

Profitipp: Öfter mal über sich lachen. Nicht hämisch oder abwertend, sondern mit einem liebevollen, versöhnlichen Augenzwinkern. Hilft!

»WAS IST SCHON NORMAL?«

Seit knapp zwanzig Jahren frage ich mich, ob ich normal bin. Für viele Menschen bin ich jedenfalls nicht normal, nicht recht kompatibel mit gesellschaftlichen Anforderungen und auch ein bisschen crazy in der Rübe. So wurde ich in der Schule wegen meines Kleidungsstils ausgelacht, vor dem Frankfurter Hauptbahnhof davongejagt, weil ich pink gefärbte Haare hatte, und in der U-Bahn fotografiert wie ein exotisches Tier. Doch in der Social-Network-Community wurde ich plötzlich von zigtausend Menschen genau dafür bewundert. Die Haare waren zwar nicht mehr pink, dafür aber grün, und meine Haut noch etwas bunter. All das, was mir schon immer gefiel, mir aber oft schmerzlich bewusst machte, dass ich irgendwie anders bin, ermöglichte es mir auf einmal, mein Leben so zu leben, wie ich es möchte. Durch mein vermeintliches Anderssein wurden Menschen auf mich aufmerksam, Firmen buchten mich für Shootings, Fernsehsender schickten mich um die Welt für Reportagen über Tattooconventions. Ich bediene eine Nische, die momentan extrem angesagt ist, und sollte sich das eines Tages ändern, kommt eben etwas neues Spannendes. Während ich vor einigen Jahren annahm, irgendwie falsch zu sein, weil alle Menschen um mich herum zu so vielen Themen eine andere Meinung hatten als ich, merke ich nun dank vieler Zuschriften und Kommentare, dass es »da draußen« zig Mädels und Jungs gibt, die ebenfalls in irgendeinem Ort festhängen und denken, sie seien nicht normal. Sobald ich in meinem Blog auf Themen eingehe, die mir am Herzen liegen, lese ich unglaublich oft: »Danke, du sprichst mir aus der Seele.« Wir fühlen uns verbunden in unserem Anderssein, haben ähnliche Sorgen, Wünsche und Vorstellungen. Da mögen noch so viele Menschen um uns herum denken, wir seien unnormal. Allein sind wir jedenfalls nicht. Und was ist schon normal? Vor einigen Jahren waren Tattoos noch ein absolutes No-Go, heute sind sie ein Must-have. Die Beatles galten auch mal als ausgeflippt, heute werden sie als Genies gefeiert. Bis 1994 stand Homosexualität noch unter Strafe, heute feiern wir die Ehe für alle. Vor zwanzig Jahren wurden Menschen belächelt, die sich für saubere Weltmeere einsetzten und Plastikmüll vom Strand sammelten, heute wird der Plastiktütenverbrauch gesetzlich eingedämmt. So wie viele Menschen finden, ich hätte einen schrägen Geschmack, so empfinde ich persönlich Chartmusik und Singersongwritergedudel als Zumutung und interessiere mich auch nicht für Frisurentrends. In meiner Welt zählt, was ich möchte und mag. Fraglos sind die Anforderungen und Erwartungen von Familie, Lehrern, Chefs, Freunden, Partnern immer da, aber wir müssen ihnen nicht entsprechen. Ich habe keine Lust mehr, darüber nachzudenken, ob dieses oder jenes nun normal ist und akzeptiert wird. Denn ob wir nun der tausendste Spatz im Park oder der Paradiesvogel sind: Hauptsache, wir fühlen uns wohl und bleiben wir selbst.

»WENN JEDE FRAU SO DÄCHTE …«

Ich bin nicht nur biologisch eine Frau, ich fühle mich auch als solche. Vielleicht nicht in allen Belangen typisch weiblich, aber eine Frau, die in einer Mann-Frau-Beziehung lebt. Und als solche habe ich, allen feministischen Kämpfen zum Trotz, die gesellschaftliche Aufgabe, für Nachwuchs zu sorgen, um die Zukunft der Bundesrepublik Deutschland zu sichern. Was aber, wenn ich gar keine Kinder haben möchte? Wenn ich keinen Bock habe, mich in diese Geschlechterschublade quetschen zu lassen? Auch damit bin ich übrigens nicht allein. Es gibt viele junge Frauen wie mich, die sich nicht einreden lassen wollen, dass die Erfüllung des Frauseins in der Mutterrolle liegt. Schließlich muss ja auch nicht jeder Mann einen Sohn zeugen, um als richtiger Mann zu gelten. Umso mehr wundert es mich, wenn Frauen der Auffassung sind, das Thema Gleichberechtigung sei anachronistisch. Immer wieder lese ich Sätze wie »Ich fühle mich als Frau nicht diskriminiert und finde Feminismus total anstrengend«. Spätestens wenn sie Kinder haben, werden sie merken, dass sie plötzlich vor allem eins sind: Mütter. Verantwortlich für die Erziehung, schlechter bezahlt als ihre Männer, im Dauerfeuer der Erwartungen und eigenen Ansprüche. Vor dem Gesetz mögen Männer und Frauen gleich sein, gesellschaftlich sind sie es nicht. Beispiel: Ein Mensch entscheidet sich für die Karriere und gegen eine eigene Familie, genießt seine Unabhängigkeit und wechselnde Beziehungen, macht spannende Reisen und Erfahrungen. Jetzt stellt euch vor, es handelt sich bei dem Menschen um einen Mann: Ein cooler Typ, oder? Und wenn es sich um eine Frau handelt? Was werden die meisten Menschen über sie denken?

Schon früh hatte ich einen ausgeprägten Gerechtigkeitssinn. Mich macht es wahnsinnig, wenn Menschen aufgrund von Hautfarbe, Sexualität, Geschlecht, Herkunft oder was auch immer diskriminiert werden. Und Gleichstellung aller Geschlechter bedeutet ja auch nicht nur mehr Rechte für die Frau. Den Männern sollen ebenfalls keine stereotypen Verhaltensweisen mehr abverlangt werden. Sie sollen genauso weinen und Kleider tragen und Elternzeit nehmen dürfen. Und wenn Rosa ihre Lieblingsfarbe ist: So what? Ein Hoch auf die jüngsten rechtlichen Entwicklungen in puncto Geschlechtervielfalt. Fragt sich nur, wie rasch das Gros der Gesellschaft da mitkommt.

Meine frühe Kindheit habe ich in den 1990er-Jahren erlebt. Ich hatte einen Haufen Barbiepuppen und eine kleine Küchenzeile mit Kochgeschirr aus Plastik und Lebensmitteln aus Gummi in meinem Kinderzimmer. So kümmerte ich mich schon mit fünf darum, dass meine Familie – bestehend aus Nucky, meinem pinken Plüschhasen mit Pünktchen-Latzhose, einer blonden Barbie im Prinzessinnenkostüm und meinem orangefarbenen My Little Pony mit Glitzermähne – ihr Essen auf dem Tisch hatte. Aber mindestens genauso gern spielte ich im Dreck und war am liebsten mit Jungs unterwegs. Und obwohl meine Eltern mich sehr liberal erzogen, so wurde ich doch überall mit Geschlechterklischees konfrontiert. Wir Mädchen hatten uns mit Mädchenkram zu beschäftigen, Jungs mit Jungenkram. Zeigten die Kinder »unnormale« Interessen oder Verhaltensweisen, sei es, dass ein Mädchen sich auf dem Spielplatz raufte oder ein Junge sich beim Verkleiden am liebsten Röcke anzog, wurden die jeweiligen Eltern zum Gespräch vorgeladen. Nicht, dass der Junge schwul wird ... Auch heute haben viele Eltern Angst davor, dass ihre Kinder homosexuell sein könnten und versuchen, ihnen »unnormale« Interessen abzugewöhnen.

Meine Begeisterung für Babys hielt sich schon immer in Grenzen. Und wenn ich heute einen Säugling sehe, gerate ich nicht automatisch in Verzückung, sondern möchte am liebsten weglaufen. Deshalb kann ich mich auch nicht erinnern, jemals ein echtes Baby auf dem Arm gehabt zu haben. Allen Gelegenheiten bin ich mit findigen Ausreden aus dem Weg gegangen. Mit Kindern kann ich einfach nichts anfangen und verspüre daher auch partout nicht den Wunsch, Mutter von einem eigenen Kind zu sein. Wahrscheinlich sind darum nur Frauen in meinem Umfeld, die ähnlich ticken und sich laut die Frage stellen, ob Kinderkriegen wirklich dazugehören muss. Wie oft wurde ich bereits mit der Aussage »Wenn jede Frau so dächte, würde die Menschheit aussterben« konfrontiert. Da kann ich nur sagen: Jede Frau ist anders. Und manche wollen eben Kinder und manche lieber nicht. Wo ist das Problem? Dank der künstlichen Befruchtung kommen ja sogar immer mehr Mehrlinge zur Welt, somit also auch bestimmt eins für mich mit. Unsere Mädelsrunde hat sich bereits gefragt, wieso wir nicht einfach Hundewelpen gebären können. Denn bei meinem haarigen Kompagnon entwickle ich durchaus Muttergefühle, verhätschele und liebe den kleinen Muck.

Auch sonst kann ich mich mit vielen »Frau«-Schubladen überhaupt nicht identifizieren. Klischeemäßig bin ich vor meiner Periode schlecht drauf und schminke mich auch gern, Nagelstudios und Beautysalons hingegen sind mir fremd. Shoppen gehen hasse ich, und sogenannte Frauenzeitschriften sind nicht meine Welt. Für unser aller Seelenheil wäre es extrem wichtig, selbst entscheiden zu können, was wir tragen, mögen oder wen wir lieben. Frei von irgendwelchen Geschlechterschubladen. Denn das eigene Ich aus Angst vor Ausgrenzung unterdrücken zu müssen und sich dabei ständig falsch zu fühlen, ist nicht selten mitverantwortlich für psychische Leiden wie eine Depression. Drum merke: Dein Ich ist immer noch dein Bier.

»ICH BIN GUT, SO WIE ICH BIN!«

Für das, was ich mein Leben nannte, konnte ich mich lange nicht recht begeistern. Dafür haderte ich einfach zu sehr mit mir selbst, entdeckte so gut wie an allem einen Haken und kam nie zur Ruhe. Alles war anstrengend und kompliziert. Ich war anstrengend und kompliziert. Und ein bisschen trudele ich auch immer noch. Weißt du, wer du bist? Bist du du selbst? Ich jedenfalls finde die Frage ebenso anspruchsvoll wie spannend. Mit knapp 30 Jahren komme ich zwar so langsam auf den Trichter und auf den Weg, der mich zu mehr Gelassenheit führt. Denn träumen wir nicht alle von Unbeschwertheit, sprich einem entspannten glücklichen Leben? Aber noch muss ich akzeptieren, dass es Tage gibt, an denen ich mich um zwölf Uhr mittags innerlich wie tot fühle, nur um eine Stunde später im Glitzeroutfit vor dem Spiegel zu stehen und mir selbst zuzurufen: »It´s Britney, bitch!«* Eine Freundin sagte neulich liebevoll: »Vicky, du bist auch so eine strong, independent woman. Aber halt mit einem gehörigen Dachschaden.« Das beschreibt es wohl ziemlich treffend. Für meinen »Dachschaden« habe ich mir übrigens vor einigen Jahren eine Metapher überlegt, um meiner

---

* Aus dem Song »Gimme more« von Britney Spears.

Umwelt bildlich zu erklären, was mit mir los ist und Missverständnissen vorzubeugen: Wenn ich mal wieder total überspule oder denke, komplett versagt zu haben, sehe ich mich selbst als kleinen Schneeball, der auf der Spitze eines Berges liegt. Ruhig und gelassen hänge ich da auf dem Gipfel herum, bis es plötzlich eine leichte Erschütterung gibt. Eine unvorhergesehene Steuernachzahlung, ein Streit mit einer Freundin oder eine Aufgabe, der ich mich nicht gewachsen fühle. Der kleine Schneeball kommt ins Rollen. Immer schneller geht es bergab. Dabei wird der Schneeball größer und größer. Alle Sorgen, Nöte, Gedanken, Tränen, Probleme, der ganze Kummer dieser Welt klebt an ihm, während er ungebremst ins Tal rast. Unten angekommen ist aus dem kleinen, ruhigen Schneeball eine Lawine geworden, die Menschen unter sich begräbt, für Chaos und Unruhe sorgt. Ja, genau so fühlt es sich an. Mit den klebrigen Emotionen belastet, überrolle ich meine Mitmenschen damit, bin manchmal einfach zu viel. Der entscheidende Unterschied zu früher: Mir ist bewusst, dass ich so bin, dass jeder Mensch irgendwelche Probleme hat und sich manchmal komisch oder unproduktiv, zu emotional oder zu abweisend verhält. Und ich kenne meinen inneren Konfliktherd, die Quelle meiner Depression: der Gedanke, dass ich nicht normal bin gepaart mit überemotionalem Verhalten und extremen Selbstzweifeln. Jahrelang hat mich diese Vergleicherei mit vermeintlich normalen Menschen, die alles im Griff haben, echt fertiggemacht. Zwar lebt es sich mit solch selbstzerstörerischem Verhalten eine Weile noch mehr schlecht als recht, doch irgendwann ist der Ofen aus, und die Seele schreit um Hilfe.

Inzwischen kann ich die olle Gedankenkamelle, nicht normal zu sein, in Schach halten. Heute schmunzele ich sogar eher über die teils krassen Unterschiede zwischen mir und »den anderen«, wohlwissend, dass ein Eigenheim und ein gut gefülltes Bankkonto kein Garant für ein glückliches Leben sind und auch andere Menschen ihre Päckchen zu tragen haben. Ich weiß, dass ich mich für vermeintliche Defizite nicht schämen muss. Und mit diesem kraftvollen Wissen im Rücken kann ich an mir arbeiten, um meinem Ziel, ein gelasseneres Leben zu führen, Schritt für Schritt näherzukommen. Auch ohne fixen Lebensplan.

6

Giftfallen

»Komm, lass uns doch mal auf der Website nach Therapeuten gucken. Wenn du magst, bleibe ich auch bei dir, wenn du die Liste abtelefonierst.« Keine Ahnung, wie oft ich Leonie so oder ähnlich schon dazu aufgefordert hatte. »Ich weiß nicht«, Leonie seufzte, »was soll das bringen?« Da war es wieder, dieses Selbstmitleid in der Stimme, das mich seit Monaten regelmäßig auf die Palme brachte. »Aber so wird es doch auch nicht besser«, erwiderte ich. »Sieh doch mal, wie es dir geht. Schlimmer kann es durch so eine Therapie auch nicht werden. Und nur mit den Tabletten wird sich nichts ändern. Versuche es doch wenigstens mal.« »Die helfen mir aber«, beharrte Leonie genervt, während sie ihr Antidepressivum aus der Packung puhlte. »Ich komm damit morgens supergut aus dem Bett. Du solltest dir auch endlich mal eine Packung verschreiben lassen. Franzi nimmt die gleichen, die sind echt gut«, versuchte sie, mich ihrerseits zum wiederholten Male zu überzeugen. Aber ich wollte mir keine Tabletten verschreiben lassen, sondern mit ihr zusammen an ihrem Problem arbeiten. Denn obwohl ich es fast nicht mehr ertragen konnte, dass sie sich mit Händen und Füßen gegen jede Hilfe wehrte, tat sie mir in ihrer Hilflosigkeit leid. Gefangen in ihrem Gefühlskäfig war es Leonie unmöglich einzusehen, dass nicht die Welt sich verändern musste, sondern sie selbst. Ich kann sie verstehen, schließlich ging es mir jahrelang genauso.

Es gibt zwei Sorten von Menschen: jene, die jammern und nichts tun, und jene, die jammern und irgendwann einsehen, dass sie selbst etwas verändern müssen, um aus dem Jammertal herauszukommen. Sicherlich gibt es auch noch solche, die alles im Griff haben und nur gelegentlich ein kleines bisschen jammern – und das nicht einmal mit dieser Überzeugung wie wir

Jammerer –, aber von der Sorte ist mir noch niemand begegnet. Ich gehöre inzwischen zur zweiten Gruppe und Leonie definitiv zur ersten. Zumindest noch, denn vielleicht wagt sie ja auch irgendwann den Absprung.

Nach vielen Jahren der Freundschaft gehen Leonie und ich nun getrennter Wege. Denn auf Dauer sind sich Jammertal-Menschen und Selbsthilfe-Menschen nicht grün. Da versteht der eine den anderen nicht, und Konflikte sind vorprogrammiert. So war es auch bei uns. Jahrelang kamen wir bestens aus, saßen oft zusammen, klagten uns gegenseitig unser Leid, motzten darüber, wie unfair alles sei, und verstanden nicht, wieso ausgerechnet wir so viel Scheiße erdulden mussten. Ständig hatten wir Pech, Kack-Typen, Geldprobleme und was man eben noch alles so finden kann, um sich darüber auszulassen. Wir beide gegen den Rest der Welt. Das verbindet ... Und dann kam sie, meine Depression. Mir ging es so hundeelend, dass ich beschloss, mir Hilfe zu suchen und mich selbst einzuweisen. Das war wohl der Anfang vom Ende unserer Freundschaft. Plötzlich waren wir nicht mehr auf demselben Weg. Ich hatte eine andere Richtung eingeschlagen und versuchte kontinuierlich, auf diesem neuen Pfad voranzukommen. Leicht war das nicht, vor allem weil mein Umfeld mir ziemlich passiv dabei zuschaute, wie ich mit der Machete in der Hand durch Dornenbüsche rannte, um aus dem Scheiß herauszukommen. Mein Fehler war, Leonie von meinem neuen Weg überzeugen zu wollen. Ich dachte, ich könnte sie auf meine Seite holen. Aber das konnte ich nicht, und es ist auch nicht mein Job.

In meinem Umfeld beobachte ich aktuell ähnliche Entwicklungen. Menschen entwachsen Beziehungen und Freundschaften, und Paare, bei denen es niemals irgendwer vermutet hätte, gehen auseinander. Selbst langjährige Freundschaften enden – teilweise völlig unerwartet. Vielleicht ist Dreißig das Alter des Ablösens und der Umbrüche. In meinen Early Twenties wollte ich vor allem den jüngsten Kater überleben, die nächste Klausur nicht verpatzen und maximalen Spaß bei minimalem Aufwand haben. Probleme aktiv anzugehen gehörte jedenfalls nicht dazu. Wenn etwas gewaltig schieflief, wurde eher mal zum Sekt gegriffen, um alle Konflikte bis zur Besinnungslosigkeit auszuwalzen, ohne wirklich eine Lösung finden zu wollen. Schließlich war so ein bisschen Drama ja auch nicht verkehrt, denn die freie Zeit wollte gefüllt werden, und das geht sehr gut mit Dramen, Endlosdiskussionen, Grübeln und Gedankenschleifen. Um die Dreißig werden die Themen weniger trivial, die Probleme und die Verantwortung größer. Auch wenn ich mich noch so dagegen wehre, die GEZ bleibt hartnäckig, ebenso wie das Finanzamt; und spätestens nach dem ersten Wohnungseinbruch oder Wasserschaden hat man auch noch Themen wie Versicherungen an der Backe. Die Welt um einen herum verändert sich, wenn man erwachsen wird, und ich verändere mich mit ihr. Heute denke, fühle und erlebe ich anders als noch vor zehn Jahren. Und was ich partout nicht mehr abkann, sind Dramen. Bei Stress kapituliert mein Körper recht schnell, und bei unnötigen Dramen kriege ich Nerven wie labberige Nudeln. Darum versuche ich, überflüssigen Stress aus meinem Leben rauszuhalten. Klar, ich könnte mich über jeden doofen Kommentar aufregen, stundenlang über Beziehungsprobleme von irgendwelchen Promis debattieren oder mich über die Kleiderwahl meiner Nachbarin mokieren, aber all das bringt mich nicht weiter und kostet nur wertvolle Energie und Zeit, die gefühlt eh immer schneller vergeht. Und es ist immer weniger davon vorhanden. Ich gehe nicht mehr zur Uni oder dödele einfach herum, sondern arbeite. Noch dazu als Selbstständige, was einen Batzen Verantwortung mit sich bringt. Ich muss mich um Krankenversicherung, Rente und den ganzen Kram selbst kümmern. Meine Steuererklärung ist inzwischen ähnlich komplex wie ein atomphysikalisches Experiment, weshalb ich mir sogar professionellen Beistand für dieses Elend suchen musste. Versteht mich nicht falsch: Ich liebe es, selbstständig zu sein, es ist aber mit enormem Mehraufwand verbunden und häufig so aufregend, dass ich auf hausgemachte Dramen, die nur Energie absaugen, gut verzichten kann. Denn nicht nur Zeit ist rar und kostbar, sondern auch die Energie. Und das Leben wird nicht einfacher, der Berg an Aufgaben wächst ebenso wie die Verantwortung, und zu allem Überfluss setzt der körperliche Verfall ein. Dass Zeit und Energie im Gleichgewicht sind, ist nicht nur für jeden Einzelnen maßgeblich, sondern auch für unser soziales Miteinander, für Freund- und Partnerschaften. Jede Schieflage – gepaart mit der Tatsache, dass es Macher und Jammerer gibt – befördert Probleme, Dramen, Tränen und Trennungen. Wie bei Leonie und mir. Während ich meine wertvolle Zeit nicht mehr damit verbringen wollte, ihr möglichst viel Energie in Form von Verbesserungsvorschlägen, Jobideen und sonstigen Hilfestellungen zuzuführen, so hatte Leonie wohl keinen Bock mehr auf mein klugscheißerisches Gerede, mit dem ich sie aus ihrer Komfortzone bugsieren wollte. Und so endete diese innige Freundschaft eines Tages einfach via E-Mail. »Wir kommen irgendwie nicht richtig zusammen, also ist es wohl besser, wenn wir eine Zeit lang getrennter Wege gehen«. O-Ton Leonie. Ziemlich clever, was? So musste sie weder auf meine konkreten Argumente eingehen noch einen endgültigen Schlussstrich ziehen. Mir wurde heiß und kalt, als ich ihre Worte las. Ich war sauer, traurig und verletzt. Meine beste Freundin hat lieber keinen Kontakt mehr mit mir, als sich mit ihrem Anteil an der Misere zu befassen. Ich hätte mich auf den Kopf stellen können, Leonie hätte immer etwas gefunden, das sie an mir kritisieren konnte. Hauptsache der andere ist schuld. Das macht zwischenmenschliche Beziehungen unberechenbar, und sensible Menschen ziehen sich jeden Schuh an, der ihnen von ihren Mitmenschen aus Selbstschutz vor die Nase gehalten wird. Ich habe schon wahnsinnig viele Schuhe in diesem destruktiven »Schuhregal«. Schuhe, die mir gar nicht passen. Schuhe, die anderen gehören. Schuhe, die ich eigentlich längst entsorgen wollte. Auch Tonis Schuhe stehen da noch rum. Toni ist so etwas wie ein kleiner Promi und sieht sich wie ich Tag für Tag mit den Urteilen über ihre eigene Person konfrontiert. Wer öffentlich agiert, bekommt die Launen fremder Menschen ungefiltert um die Ohren gehauen, meist anonym auf digitalem Weg. Konstruktive Kritik ist eine Seltenheit, lieber wird mit Schmackes draufgehauen. Mit meinen Mobbing-Erfahrungen habe ich einen gewissen Vorteil, weil mir willkürliches bis systematisches Niedermachen nicht fremd ist. Doch so ein Shitstorm aus dem Netz ist noch mal eine ganz andere Nummer. Da wird nicht mal vor Morddrohungen zurückgeschreckt. Ich brauchte Jahre, um verachtende Kommentare im Netz nicht mehr so nah an mich herankommen und mir die Stimmung vermiesen zu lassen. Zugegeben, das funktioniert nicht jeden Tag gleich gut, aber ich komme klar. Im Gegensatz zu Toni, die ständig auf jeden Mist, der sie per Kommentar, E-Mail oder Messenger erreicht, aufspringt und öffentlich zurückschlägt. Manchmal diagnostiziert sie sogar psychische Erkrankungen ... Wieso aber macht sie das? Wieso widmet sie diesen anonymen Stimmen Zeit und Energie? Weil sie sich jeden Schuh anzieht. Von der toughen Frau, die sie gern wäre, keine Spur, während sie gebetsmühlenartig predigte, ich müsse über solchen Beschimpfungen stehen. Dass ich schwach wirke, dass es nervig und albern sei, diesem verbalen Rotz Raum zu geben. Stundenlang hörte ich mir ihre Weisheiten an, bis es mir eines Tages wie Schuppen von den Augen fiel: Das Problem hier bin nicht ich, das Problem ist sie selber. Ich war nur ihr Ventil. Indem Toni mir sagte, was sie sich selbst hätte sagen müssen, konnte sie sich stark fühlen.

Seit ich diese Schuhkiste, dieses psychologische Ablenkungsmanöver von eigenen Schwierigkeiten, erkannt habe, bemühe ich mich, es nicht selbst anzuwenden. Trotzdem ertappe ich mich zum Beispiel dabei, dass ich Menschen dafür verurteile, weil sie mal wieder unpünktlich sind, obwohl ich ziemlich oft WhatsApp-Nachrichten verschicke, um mich dafür zu entschuldigen, dass ich mich leider verspäten werde. Und während ich dastehe und auf eine Freundin warte, ärgere ich mich vor allem darüber, dass ich meinen Freunden häufig genauso ihre kostbare Zeit stehle. Und wenn ich mich in der Schlange an der Supermarktkasse innerlich darüber aufrege, dass die Leute, die gerade erst hinzugekommen sind, als Erste zur eben geöffneten Kasse stürmen, dann doch nur, weil ich eigentlich auch gern sofort dran wäre ... Es bringt mir auch überhaupt nichts, den Menschen an der Service-Hotline dafür zusammenzufalten, dass der Bus schon wieder Verspätung hatte. Er ist bestimmt nicht für meinen Unmut verantwortlich. Passiert es mir doch mal, bereue ich es sofort. Warum musste ich einem mir unbekannten Menschen einen verbalen Tritt versetzen, nur weil ich mich über einen zu spät gekommenen Bus geärgert habe?

Ja, das Leben ist voller Tretminen, und wir müssen nicht nur mit unseren eigenen Unzulänglichkeiten struggeln, sondern auch damit rechnen, dass andere Menschen im nächsten Moment hochgehen. Darum scheue ich vor zu großer emotionaler Nähe zurück. Es tut sonst zu weh, wenn die Bombe plötzlich und unerwartet explodiert. Ich bin die Königin des Small Talks, ich kann mich prima unterhalten und höre wahnsinnig gern zu. Aber wie bei einem Eisberg ist nur die Spitze von mir zu sehen, nur ein winziger Teil der Victoria, die unterhalb der Oberfläche im Verborgenen liegt. Stets habe ich darauf geachtet, möglichst wenig Persönliches von mir preiszugeben, so gut wie nicht über mich, über das, was mich antreibt, wer ich bin und was ich mag, zu reden. Inzwischen weiß ich, dass diese zurückhaltende Art viele Menschen irritiert. In ihren Augen bin ich entweder arrogant, reserviert oder einfach bescheuert. In Wirklichkeit aber lege ich nicht so viel von mir offen, um mich zu schützen. Andere Menschen sind zwar eine Bereicherung, aber immer auch eine Gefahr. Leonie hingegen war eine Kandidatin für, ich nenne es, Binge-Freundschaften. Das, was ich zu wenig machte, machte sie zu viel. Wo ich reserviert war, platzte sie mit der Tür ins Haus. Wenn wir zusammen jemanden kennenlernten, stand bereits fest, dass Leonie am nächsten Tag mit dieser Person zum Kaffeetrinken verabredet sein würde. Unsere Motive waren dieselben – wir wollten weder einsam sein noch verletzt werden –, doch während ich eben genau hinschaute, mit wem ich mich umgab und nur wenige Menschen in meine Gefühlswelt blicken ließ, setzte Leonie auf Quantität. Nach dem Motto: Viel hilft viel. Die krude Logik dahinter geht am Ende jedoch genauso wenig auf wie meine Vermeidungstaktik.

So richtig bewusst wurden mir all meine Defizite und Problemchen erst durch die Therapien, die ich seit fast vier Jahren mache. Jede Woche reflektiere ich mich mit meiner Therapeutin 45 Minuten lang, um anschließend den Rest der Woche intensiv daran herumzudenken, was wir in der Sitzung besprochen haben. Da kommen schon so einige Aha-Momente zusammen – und plötzlich macht vieles Sinn. Kein Mensch, und türmt er noch so hohe Mauern um sich auf, kann sich vor Verletzung durch andere schützen. Im Gegenteil: Je mehr Angst vor Verletzung, desto heftiger der Schmerz. Meine neue Lösungsstrategie gegen meine Gefühlsphobie? Ich arbeite, meditiere, treffe Freunde – und lasse mich auf neue Menschen ein. Seit ich weiß, dass ich eine Depression habe, bin ich tatsächlich offener geworden, weniger reserviert. Für meine Mitmenschen, bekannte wie fremde, bin ich ein normaler Mensch mit normalen Problemen. Weder eine Spinnerin noch eine Aussätzige. Im Gegenteil: Plötzlich suchen Menschen den direkten Kontakt zu mir, wollen mit mir über ihre Probleme sprechen – und ich lasse es zu. Ein riesen Gewinn. Mit der »Ich bin ein Eisblock«-Fassade habe ich mir selbst etwas vorgemacht: Da wollte ich niemanden an mich heranlassen, indem ich mich emotional isolierte, lebte aber eigentlich immer in einer Beziehung. Natürlich habe ich dabei versucht, das Ruder in der Hand zu behalten, um Verletzungen vorzubeugen. So war ich auch jedes Mal diejenige, die die Beziehung beendet hat. Trotzdem blieb es mir nicht erspart, auch verletzt zu werden. Inzwischen bin ich sogar Expertin auf dem Gebiet der »toxischen Beziehungen«. Ein mir unbekannter Terminus, bis ich selbst mittendrin steckte. Keine meiner Mauern und Geschütze hatte mich davor bewahren können, gleich zweimal in diese Giftfalle zu tappen. Beide toxischen Beziehungserfahrungen sammelte ich mit Männern, die ich damals meine Partner nannte und mit denen ich Klo, Bett und Besteck teilte. Darum war ich dem Gift auch voll ausgesetzt ... Bei Nummer 1 war ich 21 Jahre jung. Er war extrem gutaussehend, hatte blondes Haar, wirkte gebildet und weltgewandt. Als mein damaliges Date, ein Kumpel von Nummer 1, uns bekannt machte, war sofort klar, dass wir uns ziemlich gut fanden. Und dann ging auch alles ganz schnell. Das ist übrigens typisch für toxische Beziehungen. Wie bei einer Venusfliegenfalle schnappen giftige Partner rasch zu, damit die Beute nicht entwischen kann. Erst bombardieren sie ihre Beute mit Liebesbeweisen, um sie in Sicherheit zu wiegen, bevor sie dann ihr wahres Gesicht zeigen und damit beginnen, sich an ihrem Opfer zu laben. Sie saugen es förmlich aus.

Nummer 1 trennte sich in einer Hauruckaktion von seiner langjährigen Freundin und pendelte regelmäßig und wie selbstverständlich die 100 Kilometer zu mir nach Darmstadt, ohne sich jemals zu beklagen. Er überschüttete mich mit Komplimenten, Geschenken und Nettigkeiten. Natürlich habe ich dieses Lovebombing anfangs sehr genossen; es fühlte sich super an, dass jemand so verliebt in mich war. Doch in meinem neun Quadratmeter kleinen WG-Zimmer und meinem 90x200-Bett wurde es schon bald zu eng für uns beide. Kurzerhand beschlossen wir, uns eine gemeinsame Wohnung in Darmstadt zu suchen. Als wir in die Dreizimmerwohnung zogen, kannten wir uns erst acht

Wochen. Aber ich war ganz aus dem Häuschen: die erste eigene Wohnung! 65 Quadratmeter nur für uns beide. Die Euphorie hielt allerdings nicht lange an – und das lag nicht an der Wohnung. Während ich mich jeden Tag in die Uni bugsierte, baute Nummer 1 sich schon morgens den ersten Joint, und wenn ich am Nachmittag heimkam, grinste mir ein leeres Gesicht von unserer roten Ikea-Couch entgegen. Nummer 1 tat nichts, außer große Reden zu schwingen. Da wurde von Geld gesprochen, das er gar nicht besaß, von Zukunftsplänen, die er gar nicht hatte. Future-Faking. Die Fassade des soliden Mannes, der mit beiden Beinen im Leben steht und für sich selbst sorgen kann, bröckelte zusehends. Und zum Vorschein kam ein sich langweilender Schlaffi, der nichts anderes tat, als darauf zu warten, dass ich nach Hause kam. Um die Zeit totzuschlagen, spielte er – meistens bis unter die Schädeldecke bekifft – irgendwelche Ballerspiele. Doch irgendwie arrangierte ich mich damit. Was sollte ich auch tun? Mir eingestehen, dass alles ein entsetzlicher Fehler gewesen war? Auf seine Liebe verzichten und wie ein geschlagener Hund mein WG-Leben wieder aufnehmen? Und so vehedderte ich mich immer mehr in dieser kraftraubenden Beziehung. Ich ließ Nummer 1 gewähren, und er begann, mich zu kontrollieren und zu manipulieren. Erst machte er, der Meister der Manipulation, auf subtile Art und Weise meine Freunde schlecht, dann war ich an der Reihe: All das, was er bislang so toll an mir gefunden hatte, wurde nun von ihm niedergemacht, mein Selbstbewusstsein regelrecht torpediert. Ich erinnere mich zum Beispiel an jenen Morgen, als ich in Schlüppi und Top in der Küche stand und mir einen Tee kochte. Plötzlich tauchte Nummer 1 in der Küchentür auf: »Bah, Vicky. Zieh dir mal ´ne

Hose an. Den fetten Arsch will keiner sehen.« Ich war so entgeistert, dass ich nichts entgegnen konnte. Klar, nachträglich fallen mir zig coole Erwiderungen ein, aber in dem Augenblick hatte er ins Schwarze getroffen. Wochenlang kaute ich an dieser Attacke herum und konnte sie doch nicht verdauen, zumal Nummer 1 immer wieder in die gleiche Kerbe haute. »Du kannst echt froh sein, dass ich dich genommen habe. Dich würde sonst kein anderer wollen.« Und schließlich hatte er seinen Lieblingsspruch für mich gefunden: »Fetty, fetty, bumbum«, geklaut aus der Serie *Little Britain*, die ich sehr mochte. Wieso ich mir das alles habe gefallen lassen? Weil ich es nicht besser wusste. Ich war so verwirrt von diesen perfiden Spitzen, dass ich sie für bare Münze nahm und die Fehler bei mir suchte. Ich konnte mir einfach nicht vorstellen, dass jemand einem Menschen, den er sogar vorgab zu lieben, absichtlich Schaden zufügen wollte. Doch Nummer 1 beherrschte das Gaslighting wie kein anderer: Systematisch stellte er meine Wahrnehmung infrage und verdrehte Gesagtes wie Geschehenes derart, dass ich letztlich selbst nicht mehr wusste, ob es nun genau so gewesen war oder ob ich allmählich verrückt wurde. Die Situationen waren oft völlig trivial. So brachte zum Beispiel jeder von uns eigene Gegenstände und Dinge mit, als wir zusammenzogen, es wurden aber auch gemeinsame Anschaffungen getätigt. Ich steuerte unter anderem eine popelige grüne Ikea-Lampe bei, die schon in meinem Kinderzimmer geleuchtet hatte. Wie aus dem Nichts behauptete Nummer 1 plötzlich, diese Lampe sei sein Eigentum, und er könne das auch beweisen, schließlich habe er noch den Kaufbeleg irgendwo, könne ihn in diesem Saustall nur gerade nicht finden. Natürlich diskutierte ich mit ihm herum, war sogar kurz davor, meine Mutter anzurufen, die mir die Lampe damals gekauft hatte. Aber er ließ nicht locker, bis ich irgendwann aufgab. Allerdings zermarterte ich mir danach tagelang das Hirn, ob ich mich vielleicht doch falsch erinnerte. Denn warum sollte er sonst so felsenfest davon überzeugt sein, der Besitzer dieser grünen Lampe zu sein?

Mit solchen perfiden Spielchen wollte Nummer 1 mich destabilisieren. Dazu gehörte auch, dass er sich stets als großer Held stilisierte und mich ständig kleinredete. Dass er die eigentliche kleine Wurst war, blitzte trotzdem ab und zu durch – bis ich erstmals so etwas wie einen hellen Moment hatte: Nummer 1 war einen ganzen Tag alleine zu Hause, weil ich meine Eltern besuchte, und so traktierte er mich permanent mit Nachrichten, wollte wissen, wo ich gerade sei, was ich gerade machte, wann ich zurückkäme. Irgendwann hörte ich einfach auf, ihm zu antworten. Ich wollte mir die Zeit bei meinen Eltern nicht verderben lassen. Also fing er an anzurufen. »Was ist denn?«, meldete ich mich genervt. Er: »Ich habe mich verletzt und blute wie ein Schwein. Mein halber Zeh ist ab«, schrie er ins Telefon. »Ganz ruhig, was ist denn passiert?«, wollte ich wissen. »Diese verfluchte Fußleiste im Arbeitszimmer. Da steht eine Schraube raus, und ich hab mir da den halben Fuß aufgeschnitten. Hier ist alles voller Blut. Kannst du herkommen und Klammerpflaster mitbringen?«, jammerte Nummer 1 ins Telefon. Nach fünf Minuten hatte er es geschafft. »Okay, ich komme«, versprach ich und legte auf. »Was ist denn passiert«, fragte nun auch meine Mutter, die das Telefonat mitbekommen hatte. »Kannst du mich nach Hause fahren und auf dem Weg in der Drogerie halten? Ich brauche Klammerpflaster. Er hat sich den halben Fuß aufgeschnitten«, sagte ich, wohl wissend, dass die Verletzung nicht so schlimm sein konnte. Und tatsächlich: Als ich in unsere Wohnung kann, saß Nummer 1 barfuß im Arbeitszimmer und spielte seine Ballerspiele. Im Flur war ein einziger Blutstropfen. »Ich hab die Klammerpflaster dabei«, sagte ich zur Begrüßung. »Zeig mal her!« Er: »Das hat zwei Stunden lang total krass geblutet. Wo warst du so lange?«, erwiderte er aggressiv. Darauf ging ich aber nicht ein. Stattdessen sagte ich betont ruhig: »Ja, das sehe ich. Im Flur ist ja auch alles voller Blut. Du bist sicher fast verblutet.« Da rastete Nummer 1 komplett aus, warf mir erst Beleidigungen, dann die Klammerpflaster an den Kopf. Spätestens hier hätte ich ganz schnell alle Zelte abbrechen sollen. Doch was tat ich? Ich zeigte Mitleid. Irgendwo da drin war er ja eigentlich ein netter Kerl. Dass Nummer 1 von nun an immer öfter mit Gegenständen nach mir warf, blendete ich einfach aus. Der eine helle Moment hatte nichts gegen das Gift bewirken können. Und da ich nichts entgegenzusetzen hatte, wurde Nummer 1 völlig unberechenbar. Jede Kleinigkeit konnte ihn zur Weißglut bringen. Eines Abends wollten wir zusammen ausgehen, und er stand wieder stundenlang im Bad, um seine Frisur in Form zu bringen. Da das aber nicht so klappte, wie es sollte, war Nummer 1 den Flüchen nach zu urteilen schon auf 180 – und wir viel zu spät dran. Also klopfte ich an die Badezimmertür und fragte: »Wie lange brauchst du denn noch?« Im nächsten Moment ging die Tür auf, und mein riesiger weinroter Föhn sauste knapp an meinem Kopf vorbei. Ich war so geschockt, dass ich mich zitternd in eine Sofaecke verkroch und da kauernd sitzen blieb, bis Nummer 1 abzog: »Dann geh ich eben allein. Ist eh geiler als mit dir Fetty im Schlepptau!«

Ich versuchte natürlich ständig, seine Launen einzuschätzen, um Nummer 1 nicht zu provozieren, aber er fand immer einen Anlass, um auszuticken. Und zwar so lautstark, dass Passanten, die an unserer Erdgeschosswohnung vorbeigingen, es mitbekommen mussten. Einen schrecklich kalten und langen Winter hielt ich durch, bis ich es im Frühjahr wagte, Nummer 1 zu bitten, auch mal den Müll hinauszubringen und aufzuräumen, denn seit Monaten schon rührte er im Haushalt keinen Finger mehr. Wütend stürmte er durch die Wohnung und bellte wie ein wildes Tier: »Willst du mir sagen, das hier ist aufgeräumt? Als würdest du das hier geschissen bekommen und ich mache nichts? Ist es das, was du sagen willst?«»Ehrlich gesagt machst du wirklich nicht viel«, versuchte ich die Wogen mit versöhnlicher Stimme zu glätten. »Könnten wir darüber vielleicht in einem ruhigeren Ton sprechen? In der Küche ist sogar das Fenster gekippt, und ich will nicht so gern, dass alle Nachbarn den Stress hier mitkriegen.«»Bin ich dir etwa peinlich? Ich zeig dir mal, was peinlich ist«, brüllte er mich an und riss das Küchenfenster auf. In diesem Moment kam das nette Hippie-Pärchen, das über uns wohnte, vorbei. Nummer 1 stand am offenen Fenster und brüllte lauthals affenähnliche Geräusche auf den Gehsteig hinaus. Ich wusste nicht, ob ich vor Scham im Boden versinken, traurig, besorgt oder wütend sein sollte. Also schnappte ich mir meine Tasche, zog schnell Schuhe an und flüchtete mich aus der Wohnung und traf im Treppenhaus auf die Hippies. Besorgt fragten sie, ob sie mir irgendwie helfen könnten. Kleinlaut verneinte ich. »Hast du denn jemanden, an den du dich wenden kannst?«, hakten sie nach. Da musste ich an die Mutter von Nummer 1 denken. Sie mochte mich, das hatte sie mir ein paar

Mal gesagt. Per SMS bat ich sie um Hilfe, erwähnte, dass das Verhalten ihres Sohnes immer schlimmer wurde und er schon mit Selbstmord gedroht habe, sollte ich ihn verlassen.

Am nächsten Tag kam sie zusammen mit ihrem Mann zu uns in die Wohnung. Nummer 1 und sein Stiefvater saßen auf dem roten Sofa, seine Mutter Inge auf meinem geliebten Barockstuhl mit Leopardenmuster, ich auf dem weinroten Samtsessel, einem Erbstück meiner Uroma. Die Stimmung war enorm angespannt, alle schwiegen. Schließlich sagte Inge zu ihrem Sohn: »Ich schlage vor, du packst jetzt eine Tasche und wir fahren dich in den Taunus. Da ist eine sehr gute Klinik, und ich kenne einen der Ärzte. Er hat auch einen Platz für dich, allerdings müssten wir heute anreisen.« »Kommt gar nicht in die Tüte!«, zischte Nummer 1 mit verschränkten Armen. »Ich gehe da niemals hin!« Inge versuchte, mit Engelszungen auf ihn einzureden. Aber er blieb stur. Verzweifelt wie ich war, schaltete ich mich schließlich ein. »Wenn du das nicht machst«, sagte ich leise, »kann ich nicht garantieren, dass wir zusammenbleiben können. Mach es bitte!« Fast flehend sah ich Nummer 1 an. Doch keine Chance. Es gelang ihm sogar, seine Mutter davon zu überzeugen, dass er sich selbst professionelle Hilfe suchen werde. »Ich schicke dir eine Liste mit Therapeuten hier in Darmstadt zu, einige kenne ich gut. Da können wir vielleicht schneller an einen Termin kommen«, sagte Inge, während sie ihre Jacke anzog. Wie? Das war's schon? Das war die groß angekündigte Hilfe ihrerseits? Als sie weg war, konnte ich nicht mehr, und ließ meinen Tränen freien Lauf. Drogenproblem, Aggressionen? Nichts von alledem war zur Sprache gekommen. Ich fühlte mich unendlich allein, ein emotionales Wrack. Und trotzdem wollte ich niemandem von dem Verhalten meines Freundes erzählen; es widerstrebte mir, ihn vor anderen schlechtzumachen, denn es war, als würde ich mich damit selbst schlechtmachen. Häufig verteidigte ich ihn sogar vor Freunden und Verwandten, wenn er sich mal wieder danebenbenahm, unhöflich war oder einfach nicht auftauchte. Hinzu kam die Angst, dass er sich eventuell wirklich etwas antun würde, wenn ich ihn verließe.

Wochen später kamen wir noch einmal auf das Thema Klinik: Er saß auf dem Sofa, vor ihm auf dem Couchtisch sein leerer Teller vom Frühstück, obwohl es bereits früher Abend war. Ich kam gerade aus der Küche, gab mir einen Ruck und fragte, ob Inge die Liste mit den Therapeuten geschickt habe. »Pfff«, machte er bloß und zappte ins nächste TV-Programm. »Aber vielleicht«, setzte ich an, da kickte er plötzlich den Teller mit seinem Fuß in meine Richtung und traf mich damit am Bein. Ohne noch etwas zu sagen, ging ich ins Schlafzimmer und rief meinen Vater an. Schluchzend erzählte ich ihm, was passiert war. »Du redest kein Wort mehr mit ihm, nimmst dir eine große Tasche, packst das Nötigste ein und gehst raus. Warte im Restaurant gegenüber, falls ich noch nicht da sein sollte. Ich fahre sofort los.« Seine vertraute ruhige Stimme zu hören tat gut. Kaum hatte ich meinen kleinen Koffer gepackt, klingelte es auch schon an der Tür. Mein Vater kam nicht herein, nahm mich aber an der Tür in Empfang. Zum ersten Mal konnte ich alles loswerden, was mich seit Monaten belastete. Meine Eltern konnten gar nicht fassen, was sie da zu hören bekamen. »Du gehst auf keinen Fall dorthin zurück!« Die Nacht verbrachte ich schlaflos in meinem alten Kinderzimmer, das inzwischen zum Gästezimmer umfunktioniert worden war. Nummer 1 schickte unzählige Nachrichten, zunächst noch fuchsteufelswild, dann drohend und schließlich zutiefst unglücklich. Irgendwann hielt ich es nicht mehr aus und stellte mein Handy einfach ab. Trotzdem machte ich kein Auge zu, weil das befreiende Gefühl, ihm entkommen zu sein, von der Trauer um unsere Beziehung und der Sorge um Nummer 1 abgelöst wurde. Als ich am nächsten Morgen mein Handy checkte, fand ich eine Nachricht von der Hippiefrau vor: Hey Vicky, ich hoffe bei euch ist alles okay. Nummer 1 hat die ganze Nacht superlaut geweint und gebrüllt. Wir wollten schon die Polizei rufen. Meld dich mal. Liebe Grüße von oben. Besorgt rief ich meine Nachbarin an. »Gut, dass du bei deinen Eltern bist«, sagte sie, »aber er gibt einfach keine Ruhe. Du musst was tun.« Ich versprach ihr, mich drum zu kümmern, wusste in dem Moment allerdings nicht wie. Dann schrieb ich seiner Mutter eine Nachricht. Sie müsse dringend in die Wohnung fahren, um ihrem Sohn zu helfen. Warum sie nicht selbst hinfuhr, sondern die Polizei vorbeischickte, weiß ich nicht. Wahrscheinlich war sie genauso überfordert wie ich. Viel ausrichten konnte die Polizei natürlich nicht. Aber ich musste einen Schlussstrich ziehen, schickte Nummer 1 eine kurze Nachricht, in der ich ihm mitteilte, dass es aus sei. Ich hatte Angst, ihm noch einmal zu begegnen. Zu recht. Denn nachdem ich zu einer Freundin gezogen war und meine Sachen nach und nach aus unserer Wohnung geholt hatte (ich passte seine Abendschultermine ab), begann Nummer 1, mir Morddrohungen zu schicken und lauerte mir in einem Club auf. Mehrfach war ich bei der Polizei und bei der Frauenberatungsstelle, um mir Hilfe zu holen. Ich wechselte meine Telefonnummer, wohnte anfangs anonym in einer neuen WG und ging selten aus. Erst als Nummer 1 ein neues Opfer gefunden hatte, war ich wieder frei. So eine Hölle, schwor ich mir, wirst du nie wieder durchmachen. Doch man mag sich vor vielen Dingen schützen können und auch aus Erfahrungen lernen: Das Leben bleibt nun einmal unberechenbar, und manchmal treten wir eben in die Giftfallen, die sich im zwischenmenschlichen Zusammensein von Zeit zu Zeit auftun.

Meine Mutter betont stets: Egal, was im Leben passiert, wie schlecht Ereignisse und Erlebnisse auch immer sein mögen, alles ist für irgendetwas gut. Wir sind uns alle darin einig, dass eine gewalttätige Beziehung oder eine schwere Erkrankung nicht per se gut ist, aber in der jeweiligen Erfahrung liegt trotzdem eine Chance. Die Chance, mehr zu sich selbst zu finden. Rückblickend bin ich dankbar für meine Beziehung mit Nummer 1, denn obwohl es lange dauerte, bis ich das Ganze verdaut hatte, bin ich doch um viele Erkenntnisse reicher. Meine Reserviertheit gegenüber anderen Menschen hat mich nicht vor dem bewahrt, wovor ich mich immer am meisten gefürchtet hatte: verletzt zu werden. Da liefen eben ein paar Menschen mit der Abrissbirne durch mein Leben, rissen meine Schutzmauern ein – und ich ließ sie gewähren. Heute weiß ich: Andere Menschen mögen ihre eigenen Probleme haben, sie mögen giftig sein und anderen schaden können, aber es ist meine freie Entscheidung, ob ich dies zulasse. Wer zwischenmenschliche Beziehungen führen möchte, muss auch lernen, diese zu beenden, wenn sie ungesund werden. Meine negativen Erfahrungen mit Nummer 1 und 2 – auch noch über den zu schreiben, würde den Rahmen sprengen – haben mich in dieser Hinsicht viel gelehrt. Ich habe meine Angst vor den Menschen verloren, weil ich erfahren habe, dass ich mich schützen kann, indem ich das Ruder selbst in die Hand nehme und gesunde Grenzen setze, statt rigorose Mauern um mich herum hochzuziehen.

7

»Stop apologising for your emotions!«

Viele Menschen schütteln ungläubig den Kopf, wenn ich sage, dass ich meine Depression mag. »Meine Freundin, die Depression«. Klingt ja auch erst mal absurd. Wie kann eine Depression, diese düstere, oft unberechenbare Erkrankung, die nicht selten tödlich endet, mit positiven Emotionen wie Freundschaft verbunden sein? Es ist keineswegs meine Absicht, die Krankheit zu beschönigen. Wieso auch? Schließlich weiß ich nur zu gut, für wie viel Leid und Leiden sie sorgt. Auch ich leide nicht gern, auch ich liege nicht gern tagelang grübelnd im Bett, ohne noch in irgendetwas einen Funken Sinn zu sehen. Doch dann ist da dieses Aber ... Denn es ist vor allem die Depression mit all den prägenden, an die Substanz gehenden Erfahrungen, die mich zu dem Menschen gemacht hat, der ich heute bin. Und ich bin inzwischen sehr stolz auf das, was ich im Leben und für mich persönlich erreicht habe. Ein Satz, den die alte Vicky so niemals gesagt hätte. Denn die war bescheiden und Eigenlob so gar nicht ihr Ding. Ich habe mir nie etwas gegönnt und betrachtete mich, mein Aussehen, meine Leistungen stets durch eine überkritische Brille. Ich habe minuziös nach Fehlern gesucht und wurde natürlich auch immer fündig. Ich war mein größter Feind – und so war es eigentlich auch nur folgerichtig, dass mein Körper diesen Krieg gegen mich selbst irgendwann mitspielte und mich krank machte. Ich bekam Magenprobleme und hatte häufig mit Wehwehchen wie Migräne, Verdauungsproblemen und Verspannungen zu tun. Bis schließlich auch meine psychische Gesundheit sich verabschiedete. Mein Körper und meine Seele heulten laut auf wie die Sirene bei einem Großbrand. Kurzum: Wäre ich mit Mitte zwanzig nicht schon ein Totalschaden gewesen, so wäre ich bestimmt nicht so gelassen und bei mir selbst, wie ich es heute bin. Zugegeben, es funktioniert an manchen Tagen besser als an anderen, aber auch das empfinde ich nicht als Drama, sondern als völlig normal. Mal ist die Tagesform eben top, mal eher mau.

Als ich damit begann, mich aktiv mit mir und dem Thema psychische Erkrankung auseinanderzusetzen, veränderte sich nach und nach sowohl mein Selbstbild als auch mein Umgang mit anderen Menschen. Und plötzlich entpuppte sich die Krankheit sogar als Katalysator, denn ich hatte die einmalige Chance, mir selbst zu begegnen und zu erfahren, wieso ich eigentlich gefährdet bin oder warum ich mich auf Menschen wie Nummer 1 eingelassen hatte. Ich lernte, Grenzen zu setzen und mich mehr zu öffnen. Das blieb nicht unbemerkt. Immer mehr Freunde und Bekannte sprachen mich nach meinem Klinikaufenthalt auf meine Depressionserkrankung an. Meist heimlich, indem ich in größeren Runden zur Seite genommen wurde. Oder ich erhielt wie aus dem Nichts ellenlange Nachrichten von Menschen, mit denen ich bislang wenig zu tun gehabt hatte. Ich war erstaunt und zeitgleich schockiert, was ich dort alles zu hören und zu lesen bekam. So viel Traurigkeit, so viel Leid und Kummer, von dem ich bis dahin keine Ahnung gehabt hatte. Allmählich wurde mir klar, wie viele Menschen um mich herum mit psychischen Problemen zu kämpfen haben und mit dem Gefühl, damit völlig alleine zu sein. Mit einem Mal war ich ihre Ansprechpartnerin. Mir vertrauten sie, weil sie sich verstanden fühlten und sich nicht vor mir schämten, schließlich saßen wir im selben Boot. Ich wurde in intimste Geschichten eingeweiht und man ließ mich an tiefen Emotionen teilhaben, obwohl ich die betreffenden Personen oft nur flüchtig kannte. Wie ein Lauffeuer hatte sich mein »Outing« vom Freundes- in den weiteren Bekanntenkreis ausgebreitet. Diese neue Rolle überrollte mich förmlich. Immerhin war ich selbst noch im Sumpf der Grübeleien. Aber konnte ich die Hilfe suchenden Menschen denn einfach so abblitzen lassen? Ich wollte ja gern trotzdem helfen und für andere da sein – und so habe ich mich schließlich mal wieder gekonnt selbst überfordert. Darin bin ich Meisterin. Am liebsten möchte ich alles auf einmal machen, zuhören, unterstützen, trösten … und merke erst viel später, dass ich das gar nicht leisten kann. Also habe ich mich irgendwann komplett zurückgezogen und versucht, so wenig wie möglich von meiner Außenwelt mitzubekommen. Auf Nachrichten und Anrufe reagierte ich nicht mehr, Verabredungen sagte ich ab, zufälligen Begegnungen ging ich aus dem Weg. Und so wurde ich zunächst noch eigenbrötlerischer als vorher. Ich brauchte etliche Monate, um für die neue Situation gewappnet zu sein. Zum einen waren da meine eigenen Probleme, die ich immer deutlicher wahrnahm. Ich erkannte nach und nach, weshalb ich mit Vollgas in die Depression geschlittert war: Durch den Umzug nach Berlin war mir mein Rahmen, meine Struktur abhandengekommen. Plötzlich schwamm ich schutzlos in einem stürmischen Ozean voller Haie, während die meisten Menschen mit Schwimmflügeln in begrenzten Becken herumpaddelten und dank festem Job, Familie, Freundeskreis oder Heimatgefühl ein strukturiertes Leben führten. Der Sturm wurde immer heftiger … Ich musste nicht mehr täglich in die Uni, arbeitete nicht mehr abends in einem Club, und mein bisheriges soziales Umfeld war knapp 600 Kilometer entfernt. Außerdem halte ich Berlin für ein gefährliches Pflaster für Menschen wie mich, die (noch) nicht in sich ruhen. Hier kann man jeden Tag ausgehen, die Versuchungen, das Leben zu verplempern, sind vielfältig, und hier lernt man schnell Menschen kennen, die ebenfalls ohne Struktur vor sich hin leben beziehungsweise feiern. Auch mein damaliger Freund hatte keinerlei Tagesstruktur. Ausschlafen und Rumhängen, Bierchen und Fernsehen, Party und Handy-Gedaddel machten die Tage zu einem faden Einheitsbrei.

Außerdem wollte ich niemanden zu nah an mich heranlassen aus Angst, verletzt zu werden. Folglich konnte ich andere Menschen auch nicht um Hilfe bitten; ich war es gewohnt, alles mit mir allein auszumachen. Immer in Deckung hinter einer hohen Mauer. Und dann plötzlich der Mauerfall: Klinikaufenthalt, Therapie, Diagnose Depression. Da standen die Menschen an meinem antiemotionalen Schutzwall und riefen: »Die Mauer muss weg!« Sie begannen sogar, sie einfach abzutragen und mit all ihren Gefühlen, ihren Tränen und Leidensgeschichten einzureißen. Die alte, die unnahbare Vicky, die immer alles unter Kontrolle haben wollte, war weg. Von einem Tag auf den anderen wurde ich nahbar, verletzlich und damit irgendwie auch menschlich. Andere Menschen konnten sich mit mir identifizieren, hatten das Bedürfnis, sich mit mir auszutauschen. Doch das neue System funktionierte noch nicht. Es ging einfach zu schnell, denn nach dem Fall meiner Mauer war ich erst mal nackt, angreifbar und reagierte extrem sensibel auf alle äußeren Reize. Denn ich hatte noch keine Grenzen für mich definiert: Was möchte *ich*? Und was nicht? Ich hatte auch keine Ahnung, was ich leisten kann, muss oder darf, und so versuchte ich, alles gleichzeitig zu machen und überlastete meine Software somit auf ganz neue Art und Weise. Irgendwann, wenige Monate nachdem ich die Klinik verlassen hatte, blieb ich nur noch zu Hause, schaute eine Downton-Abbey-Staffel nach der anderen, arbeitete nicht mehr und tat auch sonst nichts, was mir irgendwie hätte guttun können. Und zum ersten Mal in meinem Leben spürte ich, dass ich gerade alleine sein musste, um wieder zu mir zu finden. Jetzt verstand ich die Menschen, die wochenlang mit sich selbst durch die Welt reisen oder einsame Waldspaziergänge machen – und wurde, was ich nie hatte sein wollen: ein Mensch, der seine innere Mitte suchte, die Natur genoss und keine Lust auf tagelanges Partymachen hatte. Was folgte, war die schwerste und gleichzeitig beste Zeit in meinem bisherigen Leben. Anstrengender als die Zeit in der Klinik und unerträglicher als die Depression als solche, und doch war es mein Weg aus dem Jammertal. Ich hatte meinen Rucksack voller Erinnerungen, Emotionen, Entscheidungen und Verhaltensweisen gepackt, mir die Wanderschuhe angezogen und mich aufgemacht.

Auf Tortur-Tour.

Zunächst ging es permanent bergauf, doch die Reise war so beschwerlich, dass mein Körper ziemlich schnell kapitulierte. Alle physikalischen Vorgänge in mir kamen durcheinander, und es schien, als würde mein sterbliches Selbst erst mal lauthals gegen den neuen Kurs, den ich eingeschlagen hatte, protestieren. Eine Magenschleimhautentzündung löste die nächste ab. Gespickt wurden die gastralen Ausfallerscheinungen von Migräneanfällen und eingeklemmten Nerven im Schulter-Nacken-Bereich. Kurz gesagt: Ich war 27 Jahre alt und ein körperliches Wrack. Ich kam nicht mehr voran. Manchmal musste ich tagelang im Bett bleiben, was einer guten Stimmung nicht gerade zuträglich ist. Dieser schmerzende Körper mit all seinen Barrieren frustrierte mich zunehmend. Erst hatte ich nicht rausgewollt, hatte alle sozialen Kontakte ignoriert, und nun konnte ich plötzlich nicht mehr raus. Immer tat irgendetwas weh – und so hing ich mal wieder im Depressionsstrudel fest. Dabei hatte ich gedacht, dass mir so etwas nie wieder passieren würde. Stattdessen aber stand ich näher am Abgrund zur Depressionshölle als je zuvor. Heute weiß ich, dass dieser extrem beschwerliche Abschnitt nicht ungewöhnlich ist, denn Veränderung klappt ja nur, wenn sich in Körper und Geist etwas bewegt. Häufig ist Depression ein Symptom, dessen eigentliche Ursachen im Verborgenen liegen. Da hilft nur Ursachenforschung. Eine harte, aber lebensnotwendige Tour. Und so gesellte sich zu den Wanderstiefeln und dem Rucksack eine Stirnlampe, um meinen Weg gut auszuleuchten. Ich wollte sehen und verstehen, weiterkommen und wachsen. Aus dem schlaffen Sack wurde auf einmal ein motivierter Flummi. Allerdings stets mit dem depressiven Schweinehund auf der Schulter. Ich hatte keinen Bock mehr darauf, mich so elend zu fühlen, hatte genug von den ständigen Schmerzen und dem bedrückenden Gefühlskäfig, in dem ich hockte. Waren mir körperliche Leiden früher stets willkommen, weil ich mir für säumige Abgabefristen und unliebsame Verabredungen keine scheinheiligen Ausreden überlegen musste, wandelte meine Einstellung zum Leben sich plötzlich: Ich verspürte den Drang, Verabredungen einzuhalten und aktiv am Leben teilzuhaben. Ich wollte möglichst viel aus meiner Lebenszeit schöpfen und sie nicht verplempern, indem ich weinerlich im Bett lag. Da war auf einmal eine innere Vicky, die die äußere Vicky aufrüttelte: Lebe dein Leben! Werde aktiv! Ich hatte die Nase voll vom ohnmächtigen Opferdasein. Denn auch wenn ich für die Depression selbst nichts kann, so kann ich doch sehr wohl selbst bestimmen, wie ich damit umgehe. Allein diese Einsicht gab mir die Entscheidungsfreiheit über mein Leben zurück. Ich wollte nicht fremdbestimmt, durch eine Krankheit ferngesteuert agieren. Also vereinbarte ich diverse Arzttermine, darunter bei einem Spezialisten für Rückenbeschwerden, der mir prompt eine Physiotherapie verschrieb und ein paar klare Worte mit auf den Weg gab. »Frau Müller, Sie sind so jung und haben jetzt schon Rückenleiden. Wie soll das denn werden, wenn Sie älter sind? Ich könnte Ihnen Tabletten verschreiben, aber die bekämpfen nicht die Ursache. Fakt ist, Sie haben kaum Muskulatur im Rücken. Und dagegen hilft nur Bewegung.« Damit hatte er ins Schwarze getroffen, denn ich war ein überzeugter Sportmuffel, der das Motto Sport ist Mord vor sich her trug. Bei der Physiotherapie bekam ich die gleiche Mahnung zu hören. Es half nichts: Niemand außer mir selbst war für mein Rückenleiden verantwortlich. Und wenn Sport die Lösung war, so musste ich mich wohl oder übel einfach mehr bewegen …

Nach und nach bugsierte ich mich aus meiner passiven Jammerer-Rolle heraus. Stück für Stück tastete ich mich an diese neue Art, mein Leben zu gestalten (!) heran und spürte dabei, wie die Energie in meinen ermatteten Körper zurückkehrte. Am Anfang war es mühsam und der Schweinehunde bissig. Zig Mal hätte ich am liebsten auf die neuen guten Vorsätzen gepfiffen, den morgendlichen Physiotherapie-Termin abgesagt und den Termin bei der Therapeutin sausen lassen. Aber diesmal war ich meist stärker als der Schweinehund. Selbst morgens um 7 Uhr stand ich bei der Physio auf der Matte und lief mittags bei Wind und Wetter die Viertelstunde zu meiner Therapeutin. Für Menschen, die nichts mit Depression zu tun haben, mag das banal klingen. Bekommen sie es doch problemlos hin, Termine wahrzunehmen, pünktlich zur Arbeit zu erscheinen und am Abend noch Freunde zu treffen. Doch all jene, die selbst Erfahrungen mit Depression sammeln mussten, können genau nachfühlen, wie viel Kraft schon der Gang zur Therapeutin kosten kann und dass es bisweilen nicht möglich ist, mehr als den regelmäßigen Gang zur Toilette zu schaffen. Doch eben diese Termine wurden nun langsam mein neuer Rahmen, der es mir erleichterte, mein Leben nicht mehr schleifen zu lassen.

»Hallo, ich bin depressiv!«

Meine Genesung und mein neuer Umgang mit mir selbst erfüllten meinen Alltag. Ich hatte wieder ein Ziel und einen Lebenszweck. Deshalb entschloss ich mich zwei Jahre nach meiner Selbsteinweisung in die Klinik, auch in den sozialen Medien offen zu meiner Depression zu stehen. Ich outete mich. Die Welle, die ich damit auslöste, war enorm. So viele, vor allem junge Menschen fühlen sich mit ihren Emotionen und Ängsten auf verlorenem Posten. Denn mit Mitte/Ende zwanzig, einem Studien- oder Ausbildungsplatz in der Tasche und einem adretten Äußeren hat »man« nun mal keine Depression. Das passt nicht ins Bild. Wie oft habe ich selbst den Satz »Du bist doch viel zu jung für sowas« gehört. Ab 35 hingegen sind Depressionen offenbar legitim, bei Arbeitslosen sowieso. Auch alleinerziehende Mütter mit zwei schlecht bezahlten Jobs dürfen eine Depression haben, »aber doch nicht ein Menschen wie du!«. Klar ist: Geld, Aussehen, Anstellung und Alter schützen nicht vor Depression. Diese Erkrankung kann schlichtweg jeden Menschen treffen.

Als mir bewusst wurde, wie stigmatisiert das Thema Depression ist und dass viele Betroffene nicht wissen, an wen sie sich wenden sollen, wollte ich etwas tun. Ich erhielt unfassbar viele E-Mails und Nachrichten von verzweifelten fremden Menschen; sie schrieben, wie schlecht es ihnen gehe und wie hilflos sie sich fühlen. All das Leid, das ich aus den Zeilen herauslesen konnte, ging mir deshalb so besonders nah, weil ich die beschriebenen Situationen nachempfinden konnte und kann. Und immer wieder werde ich gefragt: »Wie gehst du mit deiner Erkrankung um?« Hier möchte ich sie beantworten, indem ich auf jene Aspekte, die mir geholfen haben und immer noch helfen, eingehe. Aber eine Universallösung kann ich natürlich nicht bieten. Schließlich ist jeder Mensch ebenso wie jede Depression anders. Und auch ich gerate bis heute ab und zu ins Straucheln und muss mich erst mal wieder berappeln. Doch je öfter es mit dem Berappeln klappt, desto weniger haut einen so ein Zwischendurchtief um.

Folgende Schritte haben mir persönlich enorm geholfen, und ich möchte dich dazu inspirieren, das eine oder andere selbst mal auszuprobieren, um so deinen eigenen Weg aus dem Jammertal zu finden. Und vielleicht wird die Depression eines Tages auch deine gute Freundin und Ratgeberin ...

1. Schau der Krankheit in die Augen!

Als es mir kontinuierlich schlechter ging, ich immer mieser drauf war und den Lebenssinn verlor, war ich irritiert, weil ich nicht wusste, was mit mir los war. Mein erster Gedanke: Ich bin kaputt. Wie ein technisches Gerät, das seinen Geist aufgibt und umgetauscht oder entsorgt werden muss. Systemfehler. Irreparabel. Plötzlich, manchmal vom einen auf den anderen Tag, manchmal aber auch schleichend, ist man nicht mehr die Person, die man zuvor war. Und dann beginnt das große Rätselraten und, in meinem Fall, das persönliche Herabstufen. Ich stempelte mich als totale Versagerin ab, weil ich nichts mehr auf die Reihe bekam. Ein echter Vollloser. Auch mein Umfeld kapierte nicht, was mit mir los war. Und so wurden mir geplatzte Verabredungen noch Wochen später vorgeworfen; und mit meiner weinerlichen Grundstimmung konnte niemand etwas anfangen. Die Folge: Ich fühlte mich rundum beschissen. Auch weil ich merkte, dass ich nicht richtig bin und mir das ungefiltert gespiegelt wurde.

Eher zufällig saß ich irgendwann bei meiner Hausärztin und bekam die Diagnose »Depression«, denn eigentlich wollte ich mir nur schnell ein Mittel gegen Übelkeit verschreiben lassen. Da die Arztpraxis gleich auf der anderen Straßenseite lag, war ich im Schlafanzug über die Straße geschlurft und hatte eine gefühlte Ewigkeit in einem für meinen Geschmack viel zu hellen Wartezimmer ausgeharrt. Eigentlich mochte ich es schon immer lieber abgedunkelt und schummrig, mein Vater nannte mich deshalb manchmal »kleiner Grufti«. Als die Ärztin mich schließlich ins Sprechzimmer rief, war ich wieder einmal den Tränen nah, obwohl es dafür keinen triftigen Grund gab. Wie ein Häufchen Elend saß ich auf dem weißen Holzstuhl im Behandlungsraum, die Ärztin mir gegenüber am Schreibtisch. »Wie kann ich Ihnen helfen, Frau Müller?« »Ich hab seit Tagen total schlimme Magenschmerzen, ich kann nichts mehr essen, und wenn ich es doch tue, übergebe ich mich«, klagte ich und merkte, wie mir die Tränen in die Augen stiegen. »Haben Sie denn momentan viel Stress oder Kummer?« Verunsichert schaute ich die Ärztin an. Ich wollte doch einfach nur ein paar

Tropfen und Tabletten. Mit dieser Frage aber brachte sie den Damm zum Einsturz, und ich begann zu weinen. Schluchzend schüttete ich ihr mein Herz aus. Erzählte, wie unglücklich ich mich seit Monaten fühlte, wie frustriert, und auch, dass ich irgendwo auf dem Weg zwischen Darmstadt und Berlin meinen Lebensmut verloren hatte. Schließlich sagte die Ärztin ganz ruhig: »Frau Müller, Ihre Magenprobleme werden eindeutig durch ein psychisches Leiden ausgelöst, und alles, was Sie erzählen, klingt so, als wären Sie an einer Depression erkrankt.« Da war es nun, das Wort. »Eine Depression?«, erwiderte ich ungläubig. »Ich glaube nicht, dass ich das habe. Wieso tut denn dann mein Magen und alles so weh?« Damals wusste ich so gut wie nichts über diese Erkrankung und somit auch nicht, dass viele körperliche Leiden psychosomatisch sein können. Außerdem wehrte ich mich gegen diese Diagnose, weil ich plötzlich den Eindruck hatte, dass mein körperlicher Schmerz nicht ernst genommen wurde. Heute ist mir klar, dass das Humbug war, denn Schmerzen sind immer erst mal Schmerzen, egal, wovon sie ausgelöst werden. Obwohl das Wartezimmer knüppelvoll war, nahm sich meine Hausärztin eine halbe Stunde Zeit, um mir zu erklären, was es mit einer Depression auf sich hat und was ich jetzt tun kann und soll. Mit einem Batzen Informationszettel und Adressen von Psychiatern und Psychologen in der Nähe und natürlich dem Rezept für meine Magenheiler unterm Arm ging ich nach Hause, wo ich mich den Rest des Tages mit dem Wort Depression beschäftigte. Meine Gefühle waren sehr ambivalent. Zunächst war ich froh, dass das Kind endlich einen Namen hatte und dass ich offenbar nicht verrückt, sondern »nur« krank war. Psychisch krank. Das wiederum war mir unheimlich. Nie hätte ich gedacht, dass ich jemals davon betroffen sein könnte. Abgesehen davon hatte ich Depression immer als Modeerkrankung abgetan und Menschen, die daran erkrankt waren, als schwach, nicht leistungsfähig und »selber schuld« abgestempelt ...

Von nun an beschäftigte ich mich jedoch intensiv mit dem Thema, machte eine erste Therapie und begab mich später sogar in eine Klinik (siehe Seite 31). Vor allem der Klinikaufenthalt half mir dabei, die Krankheit als solche anzuerkennen und zu akzeptieren. Hatte vorher meist der Gedanke ›Warum ich?‹ an mir genagt, freundete ich mich nun ganz langsam mit der Tatsache an, dass ich an einer Depression erkrankt war. Eigentlich blieb mir ja auch nichts anderes übrig, schließlich konnte ich die Diagnose Depression nicht einfach wegreden – und sie zu ignorieren wäre fatal gewesen. Hingegen war es ein wesentlicher, wenn nicht sogar der wichtigste Schritt, mich mit meiner Erkrankung auszusöhnen, denn damit nahm ich mich selbst ernst. Ich betrachtete mich nicht mehr als defekten Menschen, sondern als einen Menschen mit einer Erkrankung. Und wer krank ist, sollte sich professionellen Beistand suchen und kurieren. Das Dilemma bei der Depression ist allerdings, dass sie anders als andere Krankheiten weder den Wunsch nach Heilung und ärztlichem Beistand noch die Fähigkeit der Selbstfürsorge mit sich bringt. Deshalb hat es mir enorm geholfen, mein Umfeld an meiner Erkrankung teilhaben zu lassen. Zwar konnte nicht jeder etwas damit anfangen, aber letztlich haben mich doch einige Menschen sehr unterstützt, mir manchmal auch einfach nur im richtigen Moment in den Arsch getreten. Plötzlich erfuhr ich auch mehr Verständnis für abgesagte Verabredungen und Tage mieser Laune. Und diejenigen, die mich nicht so akzeptieren wollten, wie ich bin, habe ich allmählich aus meinem Leben katapultiert. Denn nachdem ich mich mit mir selbst und der Erkrankung angefreundet hatte, wollte ich mich nicht von anderen runterziehen lassen, nur weil ich mit einer Depression an der Seite vielleicht manchmal nicht so funktionierte wie jemand ohne depressive Begleitung. Die Depression als solche zu enttarnen und sie als Teil meiner selbst anzuerkennen, hat die Krankheit entdämonisiert, ihre grässliche Fratze etwas gemildert. Mittlerweile habe ich es akzeptiert, dass ich ein Mensch bin, der zur Depression neigt so wie andere zu Rheuma oder Migräne. Es ist nicht meine Schuld, aber ich kann selbst entscheiden, wie ich damit umgehe und was ich daraus mache. »Ich bin halt der depressive Typ.« Das zu erkennen hat aus mir schon einen lebensfroheren Menschen gemacht.

2. Steh' zu deiner Depression!

Ich habe einen Facebook-Post verfasst, um der Welt zu sagen, dass ich an einer Depression erkrankt bin. Das musst du natürlich nicht nachmachen. Denn bei der Kommunikation über die eigene Erkrankung sollte immer das gute Gefühl im Vordergrund stehen. Vor allem geht es darum, sich und seine Erkrankung nicht zu verstecken und zu verleugnen. Im Jahr 2018 sollten wir alle so weit sein, Menschen, die an psychischen Erkrankungen leiden, in die Augen schauen zu können. Und als Erkrankte sollten wir unserer Umwelt zumuten können, damit umzugehen. Doch viel zu oft stecken depressive Menschen in dem emotionalen Gefängnis, nicht über ihre Erkrankung reden zu wollen, weil sie sich dafür schämen. Dabei würden sie anderen Betroffenen sowie Angehörigen damit helfen, denn nur wenn wir das

Thema aktiv in die Öffentlichkeit holen, kann Angehörigen die Unsicherheit und Betroffenen die Angst genommen werden. Das heißt nicht, dass unbedingt auch die Chefin, der Nachbar oder die Bäckereifachverkäuferin davon erfahren muss, aber es ist ratsam, alle Menschen, die einem nahestehen und vertraut sind, einzuweihen. Wenn Familie und Freunde wissen, woran sie sind, können sie viele Verhaltensweisen besser verstehen und gegebenenfalls in Akutsituationen unterstützend eingreifen. Ich habe sehr lange mit mir gehadert, bevor ich das erste Mal darüber gesprochen habe. Obwohl ich wusste, dass ich – vor allem von meiner Familie – keine Ablehnung erfahren würde, war die Hemmschwelle extrem hoch. Es war fast so peinlich für mich, wie mit meinen Eltern über mein Sexleben sprechen zu müssen. Doch, wie gesagt, andere Menschen ins Vertrauen zu ziehen ist enorm wichtig, weil es dazu beitragen kann, sich nicht mehr so allein gelassen zu fühlen. Und was bei mir wirklich erstaunlich war: Plötzlich kam heraus, dass sehr enge Freunde von mir das gleiche Schicksal teilten …

Auch sollte professionelle Hilfe in Anspruch genommen werden. Meiner Hausärztin offen zu schildern, wie es mir ging, hat das Problem und damit im Grunde auch den ersten Schritt zur Lösung zutage gefördert. Das war meine Chance, mir gezielt Hilfe zu suchen und aus dem Teufelskreis auszubrechen. Und als ich schließlich feststellte, dass sich oft nicht mal beste Freunde, Geschwister oder sogar Ehepartner erzählen, dass sie an einer psychischen Erkrankung leiden, spürte ich den Drang, einfach laut in diese Welt zu brüllen: »Hallo, ich bin depressiv!« Einfach die Angst davor, stigmatisiert zu werden, überwinden. Denn auch im Jahr 2018 haben viele Menschen ein falsches Bild davon, was Depression eigentlich ist und was es bedeutet, an einer Depression erkrankt zu sein. Schwach, faul, weinerlich, selbst schuld, träge, immer schlecht drauf sowie diverse andere Attribute kommen den Menschen bei Depression in den Sinn. Dagegen können wir etwas tun: Je mehr Menschen offen zu ihrer Erkrankung stehen und ihr somit ein beziehungsweise viele Gesichter geben, desto normaler wird das Thema. Tabus fallen, falsche Vorstellungen werden revidiert. Wenn Spitzensportler, Ärzte, Schüler, Hausmänner, Topmanager, Models und Straßenfeger daran erkranken können, dann wird aus der Depression genau das, was sie ist: eine Krankheit, die jeden treffen kann!

3. Erforsche die Ursachen!

Die Depression hat nicht nur viele Gesichter, sondern auch viele Ursachen und Auslöser. Ich gehöre zu jenen Personen, die schon mit einer leichten Neigung zur Melancholie auf die Welt gekommen sind. Außerdem bin ich kein großes Organisationstalent, verfranse mich gern mal, verliere leicht den Fokus und die Kontrolle. Auch meine Stressbewältigungsstrategien sind ausbaufähig ebenso wie meine Beziehungsskills. Ich könnte mir die selbstkritische Brille aufsetzen und noch so manches auflisten, was an mir suboptimal ist – und mich damit wieder in die Sphären der Depression katapultieren. Doch warum sollte ich das tun? Nobody is perfect! Perfekt zu sein liegt nun mal nicht in der Natur des Menschen; und unsere Eigenheiten machen uns einzigartig. Prinzipiell ist es also überhaupt nicht schlimm, etwas chaotisch, bequem, vergesslich oder sonst etwas zu sein. Hauptsache, es schränkt das Leben nicht zu sehr ein und führt dazu, dass wir uns eines Tages schlecht fühlen ...

Als ich die Diagnose Depression bekam, hätte ich jedem auf die Frage, ob ich mich selbst kenne, geantwortet: »Sicher doch!« In den kommenden Monaten und Jahren musste ich allerdings feststellen, dass ich nie wirklich hingeguckt hatte. Wenn sich jemand ein Bein bricht, ist meist klar, wie es passiert ist. Mit dem Rad in die Straßenbahnschienen geraten, umgekippt, Schienbeinknochen halbiert. Die Ursachen für eine Depression sind durchaus komplexer. Manchmal ist es schlichtweg ein Nährstoffmangel, der die Depression auslöst. Es kann aber auch genauso gut eine persönliche Krise sein, eine traumatische Erfahrung, eine Störung der biochemischen Vorgänge im Gehirn oder, wie in meinem Fall, ein Potpourri an Unzulänglichkeiten, die meinen Körper und Geist irgendwann überforderten. Was auch immer der Grund sein mag, Fakt ist: Die Depression ist da. Ist sie akut, hilft häufig erst einmal die Symptombekämpfung mittels Medikamentengabe. Das half mir, mich aus dem dunklen Loch zu bugsieren und stabil zu werden, bevor ich mir über Ursachen Gedanken machen konnte. Diese Ursachenforschung aber möchte ich jedem ans Herz legen, denn den Grund für die Erkrankung zu kennen trägt in vielen Fällen zur Besserung oder gar Heilung bei. Sollte sich beispielsweise herausstellen, dass der Körper nicht mit ausreichend Nährstoffen wie Vitamin D, Vitamin B12, Eisen, Zink und Magnesium, versorgt ist, dann hilft eine entsprechende Kur; und häufig löst sich das Problem damit schon in Luft auf. Bei mir lagen keine biochemischen Gründe vor; das habe ich testen lassen. Die Depression hatte keine körperliche Ursache, sondern war auf mein psychisches Wirrwarr zurückzuführen. Ich hatte eigentlich schon lange den Eindruck, dass ich in puncto zwischenmenschliche Beziehungen nicht ganz knusper war und mir eine Therapie gutgetan hätte. Irgendwie fühlte ich mich nie so wirklich »normal«, obwohl ich es gern gewesen wäre (natürlich nur seelisch und geistig!). Deshalb habe ich mir nach dem Klinikaufenthalt gezielt eine Therapeutin gesucht, die wirklich zu mir passt, um endlich die Gründe für meinen Totalausfall ausfindig zu machen. Dass ich seitdem einmal wöchentlich zur Psychotherapie gehe, weiß in meinem privaten Umfeld schon längst jeder. Und wenn ich einen Terminvorschlag – ob nun privat oder beruflich – ablehnen muss, weil ich meine Therapiestunde habe, dann denke ich mir auch keine Ausrede aus, sondern sage, wie es ist.

Die Gespräche mit meiner Therapeutin sind für mich sehr heilsam und bestimmt nichts, wofür ich mich schämen müsste. Wir besprechen auch nicht jedes Mal die tiefgründigsten Dinge. Auch frage ich mich nicht nach jeder Sitzung, was sie mir gebracht hat. Wichtig sind die Regelmäßigkeit und das Gefühl, mit einem Profi sprechen zu können. Manchmal lasse ich einfach für mich interessante Ereignisse Revue passieren oder rede mehrere Wochen über ein und dasselbe Thema, ohne wirklich eine Lösung auf meine Frage zu finden. An anderen Tagen kommen wir von einem eher trivialen plötzlich auf ein relevantes Thema, das ich so gar nicht auf dem Schirm hatte ... Schnelle Lösungen gibt es jedoch nicht. Es braucht Zeit, selbstschädigende Verhaltensweisen, die sich über Jahre entwickelt und eingebrannt haben, als solche zu erkennen und aufzulösen.

Während es in den USA fast zum Lifestyle gehört, seinen Therapeuten zu haben, tragen bei uns viele Menschen massive Vorurteile gegenüber Psychotherapie und vor allem eine gewisse Angst davor mit sich herum. Zum Beispiel: »Da können doch

Dinge hochkommen, an die man sich lieber nicht erinnern will.«
Wenn ich so etwas höre, frage ich mich, ob nicht genau das Sinn
und Zweck und das Gute an der Therapie ist. Wenn es in der Küche entsetzlich stinkt und Maden unter dem Kühlschrank her-
vorkrauchen, sollte man da nicht auch mal den Kühlschrank ab-
rücken, um dann zwar vielleicht erschrocken festzustellen, dass
da vor Jahren ein Blaubeer-Joghurt ausgelaufen ist und sich ein
Paralleluniversum entwickelt hat? Dann muss man es noch an-
gewidert säubern, aber danach ist der Gestank verschwunden,
und der Joghurt wird in Zukunft bewusster in den Kühlschrank
geräumt. Mit diesem Vergleich möchte ich tiefe seelische Wun-
den keineswegs kleinreden oder lächerlich machen. Aber ist es
nicht besser, die alten Dämonen einmal herauszulassen und
anzupacken? Was in einer Therapie »hochkommen« kann, das
verbirgt sich in unserem Unterbewusstsein und kann im Alltag
auch durch scheinbar ganz banale Dinge getriggert werden. Für
mich persönlich ist es jedenfalls beruhigend, professionelle Hilfe an meiner Seite zu wissen.

4. Wachse!

Okay, ich habe eine Depression. Und allmählich wird auch klar,
wie diese zustande kam. Doch was jetzt mit diesen Informationen tun? Ganz einfach: Wachsen! Obwohl das Wachsen an
sich nicht gerade einfach ist. Aber erstens hört der Mensch, so
lange er lebt, sowieso nie auf, sich zu entwickeln, und zweitens
ist die persönliche Reifung hin zu einem entspannteren, schönen Leben eine monumentale Aufgabe, die nicht mit einem
Dreipunkteplan aus dem Netz abgefrühstückt werden kann.
Wachstum erfordert Geduld und Kontinuität und den Willen,

wachsen zu wollen. Dabei geht es nicht darum, einen Wachstumsmarathon hinzulegen, sich selbst unter Druck zu setzen und jeden Tag Fortschritte zu erzielen, sondern Stück für Stück zu sich selbst zu finden. Das braucht eben seine Zeit – und die solltest du dir unbedingt nehmen. Wie wichtig meine persönliche Weiterentwicklung ist, vor allem in Hinblick auf meine Erkrankung, habe ich eigentlich erst während meiner zweiten Psychotherapie gemerkt. Bislang hatte ich nur ein bisschen an der Oberfläche gekratzt, obwohl mir immerhin bewusst geworden war, dass ich viele meiner schädigenden Verhaltensweisen und Vermeidungsstrategien verändern kann. Doch erst in der zweiten Therapie, einer tiefenpsychologisch fundierten Psychotherapie, wurde die Nuss geknackt und ich aus meinem Kokon des zwanghaften Verhaltens herausgeholt. Ich war wie ein Avocado-Kern, der mit Zahnstochern in ein Glas Wasser gehängt wird, damit er keimt. Langsam wurde meine Hülle rissig, und das Innere kam zum Vorschein: Aus diesem verschlossenen harten Kern wuchs jetzt ein zartes Pflänzchen ... Ich möchte – für mich selbst! – entspannter werden, ich möchte dazulernen und selbstzerstörerisches Verhalten ablegen. Beziehungen zu anderen Menschen sollen mir und den anderen Freude bereiten. Dabei muss nicht alles und jedes zwingend optimiert werden, aber mehr Gelassenheit und Achtsamkeit werden mir guttun. Mein Ziel ist es, mittels Therapie, viel Selbstreflexion und Gesprächen mit Freunden jene Dinge in meinem Leben zu eliminieren, die mich blockieren und mir das Gefühl geben, nicht frei zu sein. Und ich merke bereits, dass und wie ich wachse. Insbesondere an meinen zwischenmenschlichen Beziehungen. Inzwischen kann ich angstfrei auf die Emotionen meines Gegenübers eingehen, sodass er oder sie sich gut aufgehoben und verstanden fühlt. Auch kann ich Probleme direkter ansprechen, statt damit so lange hinterm Berg zu halten, bis alles vor lauter Frust und Kummer ungefiltert herausplatzt. Die Nähe zu fremden Menschen kann ich zulassen; ich kann ungezwungene Konversation führen und mich dabei auch mal von meiner verletzlichen Seite zeigen. Den harten Kern habe ich abgelegt, und meine Umwelt sieht mehr und mehr, wer ich eigentlich bin. Ein zartes Avocado-Pflänzchen, das zu einem stattlichen Baum heranwachsen wird, die Wurzeln fest im Boden verankert.

5. Be a Member of the Self Care Club!

Du neigst zu depressiven Stimmungen? Okay. Du hast abends keinen Bock, unter Leute zu gehen? Fair enough! Du gehst lieber mit deinem Hund in den Wald als mit der besten Freundin shoppen? Gar kein Problem! Wir leben in einer Welt, in der uns viel diktiert wird. Wie wir uns fühlen sollen, wie wir auszusehen haben, wie eine adäquate Freizeitgestaltung zu sein hat. Stichwort: Erwartungen. Ich weiß natürlich nicht, wie es dir damit geht, aber ich fühle mich oft schlecht damit. Wenn ich am Samstagabend nicht auf das angesagte Konzert gehe, sondern in Schlumpiklamotten wie Frau Flodder auf dem Sofa liege, zwischen Chipskrümeln und diversen Schokoriegeln, die verspeist werden wollen. Oder wenn ich statt einem Salat zum dritten Mal in dieser Woche eine Pizza esse und meine guten Vorsätze in Sachen bessere Ernährung erneut über den Haufen geworfen habe. Dann schäme ich mich. Dabei ist weder Pizzaessen noch Daheimbleiben schlimm – das schlechte Gewissen, das manchmal zurückbleibt, hingegen schon. Auf meinem Weg zu einem glücklicheren Selbst habe ich irgendwann begonnen, all diese Dogmen, die uns täglich bestimmen, zu hinterfragen. Und ob nun bei der Wahl des Essens, der Abendplanung oder bei Beziehungsthemen stelle ich laut die Frage: Was will ich?

Alle Welt spricht von Authentizität und wie wichtig sie sei, aber ein Mensch, der sich öffentlich zu sich selbst bekennt, wird in unserer Gesellschaft nicht selten als arrogant abgestempelt. Ziemlich absurd, oder? Ein Fehler im System, und zwar nicht nur im großen Ganzen, sondern auch in jedem Individuum. Schon als Kind wird uns eingeimpft, dass wir stets besser zu sein haben, dass es auf Leistung ankommt, da wir ohne Leistung nicht das Leben leben können, das gesellschaftlich als erstrebenswert gilt. Gute Noten und gutes Aussehen sind vielen Eltern so wichtig, dass sie dabei die Bedürfnisse – ja, sogar die Fähigkeiten – des eigenen Kindes übersehen. Der eigenständige Mensch fällt unter den Tisch. Auch ich wusste lange nicht, was ich eigentlich will. Möchte ich nun dünner sein, oder bin ich mit mir zufrieden? Mag ich Sport nur, weil es als erstrebenswert gilt, sportlich zu sein, oder macht es mir wirklich Spaß, mich auszupowern? Ist es okay, nicht jeden Tag acht Stunden in einem Büro zu sitzen, sondern etwas freier zu arbeiten, dafür aber auch nicht zu wissen, was in drei Monaten ist? Und möchte ich Kinder haben? Dazu bin ich als weibliches Wesen doch da, oder? »Na, wann ist es denn bei euch soweit?« Inmitten all dieser Anforderungen, Erwartungen und gesellschaftlichen Normen ist es manchmal schwer, ein eigenes Selbst zu entwickeln und dafür zu sorgen, den eigenen Bedürfnissen zu folgen. Erst wenn ich weiß, was ich will, kann ich die richtigen Weichen dafür stellen. Mein Tipp: Mach dir eine sogenannte Bucket-List. Was möchtest du gern erleben? Sprenge dabei bewusst sämtliche Grenzen deiner Vorstellungskraft. Mögen deine Wünsche noch so absurd, teuer oder weit entfernt sein: Aufschreiben! Mir fiel das anfangs überhaupt nicht leicht. Immer wieder funkte mein rationales Selbst dazwischen: »Das machst du sowieso nie!«, »Als ob du dir das jemals leisten könntest!«

Hinzu kam das bekannte »Wenn-dann«-Denken. All meine Wünsche und Träume waren stets an Bedingungen geknüpft: Wenn ich die Uni abgeschlossen habe, dann kann ich endlich mein Leben leben und in den Urlaub fahren. Nach dem Uniabschluss kam es aber nie dazu, denn ich baute mir sofort neue Hürden. So habe ich mich selbst jahrelang gekonnt von Dingen ferngehalten, die ich eigentlich gern gemacht hätte, mir aber noch nicht gönnen durfte. Ich brauchte mehrere Anläufe, hatte aber schließlich eine ordentliche Liste mit 31 Punkten. Doch das Entscheidende: Mit dieser Liste kam ich mir selbst ein Stück näher. So ziert meine Liste zum Beispiel der Wunsch, mit einem Camper durch Europa zu reisen. Auch würde ich gern mal einen Bungee-Sprung wagen, einen Motorrad-Führerschein machen und dann mit dem Motorrad durch Amerika düsen.

Diese Liste war aber nur ein kleiner Meilenstein auf der Reise zu mir selbst, denn insbesondere für Patienten wie mich, die sich selbst nichts Gutes tun können und gern die eigenen Bedürfnisse übergehen, ist eine große Portion Selbstliebe und Selbstfürsorge unumgänglich. Und so wurde ich Schritt für Schritt Member of the Self Care Club. Vorsitzende dieses Clubs werde ich sicherlich nicht so rasch, aber ich bin auf einem guten Weg: Wenn der Rücken schmerzt, pfeife ich mir nicht mehr einfach nur Schmerzmittel rein, sondern ergründe die Ursache und versuche, an dieser zu arbeiten. Ich habe Yoga in meinen Alltag eingebaut, gehe mit Freuden zum Sport, weil Gesundheit die Grundlage für so vieles ist, auch wenn ich das selbst nie wahrhaben wollte. Raus aus meiner Komfortzone, das war die Devise. Darum habe ich die Vereinbarung mit mir selbst getroffen, mein Bett morgens zu verlassen. Das mag banal klingen, aber sobald der Wecker morgens klingelt, heißt es für mich raus aus den Federn, um mich erst am Abend wieder in die Horizontale zu begeben. In der Zwischenzeit versuche ich, so aktiv wie möglich zu sein, um den Motor am Laufen zu halten. Eine größere Runde mit Rambo steht dann genauso auf der Agenda wie der Gang zum Supermarkt. Das ist zwar oft alles andere als leicht, doch beim Machen (Augen auf und durch!) wird es erträglicher – und ich gewöhne mich daran. Schließlich habe ich mich vor einigen Jahren ja auch daran gewöhnt, tagelang im Bett zu liegen. Auch meiner Ernährung habe ich mich schließlich gewidmet und mein ungesundes Ernährungsverhalten komplett über den Haufen geworfen. Denn selbst vegan kann man mit Schoki, Pommes & Co. ordentlich ungesund essen. Pommes und Pizza stehen zwar nach wie vor auf meinem Speiseplan, Tütensuppe und Fertigpüree indes sind passé, und es gesellten sich Gemüsepfannen, Salate und vor allem viel Selbstgekochtes hinzu. Inzwischen ist es für mich sogar normal, gesund zu frühstücken. Und das grenzt schon an ein kleines Wunder, habe ich mein halbes Leben morgens doch gar nichts gegessen. Ich probiere, meinen Körper mit den nötigen Nährstoffen zu versorgen und ihn auch auf diese Weise ein bisschen zu verwöhnen. Vor einigen Wochen war ich sogar erstmals bei einer Massagebehandlung. Es gibt Menschen, die tun sich selbst gern und regelmäßig Gutes und schaffen es so, Stress und Entspannung in Balance zu halten. In meinem Umfeld gibt es von der Sorte allerdings nicht viele. Die Mehrheit hört immer ebenso irritiert wie interessiert zu, wenn von Spa-Behandlungen und Waldspaziergängen erzählt wird. Ich plädiere dafür, dass wir uns alle ein bisschen mehr um uns selbst bemühen sollten: ein romantisches Candlelight-Dinner für sich selbst, Streicheleinheiten für die eigene Seele, sei es durch Sport oder ein Buch in der Sonne. Hauptsache kein Stress! Es soll Spaß machen, guttun und nicht zusätzlich belasten. Denn statt zum Sport mal in der Jogginghose auf dem Sofa zu bleiben ist genauso wunderbar, wie die Tanzschuhe anzuziehen, obwohl man geplant hatte, einen ruhigen Abend daheim zu verbringen.

Wichtigstes Credo: Kein schlechtes Gewissen vor dir selbst!

6. Akzeptiere dich, wie du bist!

Meiner Erfahrung nach fällt Selbstakzeptanz vielen Menschen enorm schwer. Seien sie nun depressiv oder nicht. Doch was bringt es mir, mich schlecht zu fühlen, nur weil ich runde Hüften, übermäßige Körperbehaarung, Schuppenflechte und ein Psychoproblem habe? Gar nichts! Im Gegenteil: Ich vergeude mein Leben mit schlechten Gefühlen und aussichtslosen Kämpfen gegen mich selbst – und rutsche womöglich in die nächste depressive Episode. Sich einfach so zu mögen und zu akzeptieren, wie man ist, ist allerdings nicht en vogue, weshalb viele von uns keine Übung darin haben. Natürlich ist jeder Mensch anders, aber deswegen ja nicht gleich besser oder schlechter als der andere. Auch wenn ich nicht so strebsam wie Hermine Granger und lange nicht so sportlich wie Arni Schwarzenegger bin, so bin ich doch ein wundervoller, liebenswerter Mensch. Wir neigen dazu, immer nur zu sehen, was wir nicht haben, was wir falsch machen und was wir an uns verbessern könnten. Dabei wäre es doch viel sinnvoller zu feiern, wer wir sind, was wir gut können und was uns so einzigartig macht. Nicht jeder Mensch muss zum Mond fliegen oder ein renommierter Künstler sein. Denn letztlich bestimmen Erfolg und Ansehen nicht darüber, ob wir glücklich sind oder nicht. Ich habe zum Beispiel erkannt, dass ich kein optimales Geld- und Zeitmanagement habe. Auch bin ich ziemlich vergesslich und brauche einfach für manches etwas länger. Ich sage nur: Bachelor in 16 Semestern. Darüber könnte ich mich ärgern und mich mit jenen vergleichen, die ihren Bachelor in Regelstudienzeit über die Bühne gebracht haben. Aber das bringt mich nicht weiter, und besser fühle mich dabei auch nicht. Also Perspektivwechsel: Ich habe es geschafft, mein Studium erfolgreich abzuschließen, und nebenbei sehr viel geleistet, zum Beispiel mich selbständig gemacht. Ich akzeptiere, dass ich manchmal ein kleiner Schluffi bin, gern mal in die Chipstüte greife und zu depressiven Phasen neige. Dadurch hat sich auch mein Umgang mit mir selbst um 180 Grad verändert. Habe ich einen schlechten Tag, verurteile ich mich nicht für meine Antriebslosigkeit. Ich versuche einfach, das Beste daraus zu machen; und wenn das am Ende einen Tag im Bett bedeutet, dann ist das völlig okay. Meist ist der nächste Tag dann umso besser.

Sich zu akzeptieren und gleichzeitig an sich zu arbeiten, um gelassener zu werden und sich besser zu fühlen, ist übrigens kein Widerspruch. Eigentlich kann auch nur gelassen sein, wer sich akzeptiert. Alle anderen versuchen krampfhaft – und somit ganz und gar nicht gelassen –, fremde Erwartungen zu erfüllen. Sobald ich entdecke, wer ich bin, welche Fähigkeiten und Eigenschaften ich habe, kann ich auch überlegen, wie ich damit umgehe. Möchte ich beispielsweise daran arbeiten, wie ich auf Stress reagiere? Ja, das habe ich für mich selbst so entschieden. Inzwischen kichere ich sogar manchmal mit anderen darüber, wenn ich mal wieder total überspule, weil mich der Stress zu überrollen droht. Dadurch werde ich mir der Situation rasch bewusst und kann mich mit einer Prise Humor wieder herunterfahren. So bin ich halt.

7. Stop apologising for your emotions!

Dieser letzte Punkt liegt mir sehr am Herzen. Wie oft habe ich mich dafür entschuldigt, wenn ich weinen musste, wenn ich sauer war, enttäuscht oder mir das Lachen einfach nicht verkneifen konnte. Wir entschuldigen uns viel zu oft für unsere Emotionen, die eigentlich völlig normal sind und zum Menschsein dazugehören. Ich bin zum Beispiel von der »Nah am Wasser gebaut«-Sorte, vor allem wenn ich in der zweiten Zyklushälfte bin. Da fließen Tränen bei Hochzeitssendungen oder wenn ich sehe, wie ein junger Mann einer alten Dame über die Straße hilft, oder wenn mein Freund mir ein liebes Kompliment macht. Mit meinen plötzlichen Tränen habe ich mein Umfeld schon oft verwirrt. Vor allem meine Beziehungspartner wussten nie wirklich, wie sie reagieren sollten. Und was tat ich? Ich entschuldigte mich! Aber irgendwann habe ich beschlossen, genau das nicht mehr zu tun. Denn meine Emotionen sind mir heilig; meine Tränen sind in solchen Momenten der tiefste Ausdruck meiner Persönlichkeit und kein Grund, sich um mich zu sorgen. Als eher verschlossener Mensch ist es für mich sogar ein kleines Wunder, so extreme Gefühlsregungen zeigen zu können, und mein Weg, mich mitzuteilen. Manche Emotionen wie große Freude kann ich hingegen nicht so zeigen, wie es oft erwartet wird. Aber sollen andere Menschen bestimmen, wie ich mit meinen Emotionen umgehe? Soll ich ein lautes Juhuu! vorgaukeln, um sie nicht zu enttäuschen? Die Tränen der Trauer zurückhalten, um andere nicht in Verlegenheit zu bringen? Früher galten Frauen, die besonders emotional waren, als hysterisch. Und diese Hysterie wurde behandelt wie ein psychisches Leiden; es gab diverse Therapieformen und Mittel, um die Damen ruhig zu stellen. Dabei ist es sogar wunderbar, Höhen und Tiefen erleben zu dürfen. Zu lachen, zu weinen, zu schreien und aus Jux und Dollerei herumzuhopsen. Es ist wichtig, die eigenen Emotionen zuzulassen, ihnen den nötigen Raum zu geben und sie mit der nötigen Ernsthaftigkeit zu behandeln.

Nicht zuletzt beim Thema Depression sollten die eigenen Gefühlsregungen wahr- und ernst genommen werden. Denn es ist ja gar nicht selbstverständlich, in einer akuten depressiven Phase überhaupt etwas zu spüren. Wenn es mir am miesesten ging, war ich innerlich tot, wie abgestorben. Diese innere Leere ist auch eine Art von Gefühl – und bedeutet für mich die höchste Alarmstufe. Indem ich meine Gefühlsregungen ernst nehme, kann ich mich beispielsweise vor einer depressiven Episode schützen. Wenn ich merke, dass sich eine kontinuierliche Traurigkeit einschleicht und sich mein Gemütszustand verdüstert, ziehe ich die Reißleine und ergreife alle Maßnahmen, um nicht wieder in ein tiefes Loch zu stürzen. Ich kontaktiere Freunde und Familie, spreche über meine aktuelle Situation. Schon erstaunlich, dass mir das, was ich früher so gar nicht konnte, am meisten hilft: Reden. Ich weihe andere Menschen ein, hole mir

Rat und bekomme unterschiedliche Sichtweisen aufgezeigt. Außerdem merke ich dann, dass ich mit meinem Problem nicht allein bin. Wie oft kommen Reaktionen wie: »Ist ja krass, das kenne ich total gut. Gerade neulich hatte ich die gleiche Situation«, und so kann ich von den Erfahrungen anderer profitieren und durch den regen Austausch vorankommen. Das Wichtigste aber ist, die Ursache für den Gefühlsstrudel ausfindig zu machen. Bin ich mit etwas unzufrieden, sei es beruflich oder privat, definiere ich es für mich selbst und spreche es an. Gefühle sind nichts mehr, wofür ich mich schämen muss. Sie sind Ausdruck meiner selbst und Indikatoren für meinen aktuellen Gemütszustand. Sie wahr- und ernst zu nehmen, kann helfen, einer neuen Episode vorzubeugen.

Epilog

Berlin an einem Morgen Ende Mai. Mein Wecker klingelt bereits zum dritten Mal, und ich bin kurz davor, erneut die Snooze-Taste zu betätigen, um ins Land der Träume zurückkehren zu können. Wie lange war das mein liebster Ort? Stets warm, kuschelig, frei von Verantwortung, Aufgaben, bösen Überraschungen. Plötzlich höre ich jedoch diese leise, noch zaghafte Stimme in meinem Kopf: »Vicky, steh mal lieber auf. Wenn du jetzt wieder einschläfst, kommst du gar nicht mehr hoch ...« Ich bin etwas irritiert. Hab ich das gerade wirklich gedacht? Noch ein wenig ungläubig öffne ich die Augen und fühle in mich hinein. Veräppele ich mich womöglich gerade selbst? Hallo, bin ich wach? Will ich aufstehen? Oder bin ich noch müde und muss schlafen? Die vergangenen Jahre waren geprägt von einem chaotischen Schlafrhythmus, von Schlaflosigkeit und Schlafmarathons. Eigentlich weiß ich gar nicht mehr, wie sich »normal« anfühlt. Wie fühlt sich Mensch denn morgens so, wenn Mensch regelmäßig seine gesunden acht Stunden schläft? Abermals versuche ich, in mich hineinzuspüren, und stelle erstaunt fest, dass ich tatsächlich wach bin und der Schlaf nur eine Flucht aus der Realität, vor meinen Aufgaben und dem neuen Tag wäre. Mein Hirn ist aktiv, doch mein Körper mag nicht so recht mitziehen – und der Schweinehund erschwert mir das Aufstehen zusätzlich. In meinem Hirn beginnt eine kleine Debatte über das Für und Wider des Bettverlassens, und ich beschließe spontan, am besten sofort aus dem selbigen zu springen, um den Grübeleien ein Ende zu bereiten. Jawohl, ich habe mich entschieden, aufzustehen und den Tag zu beginnen. Dabei hat mir vielleicht auch geholfen, dass ich »Kickstart my Heart« von Mötley Crüe angemacht und mich gezwungen habe, nicht zu denken. Die Grübler unter euch werden wissen, dass das nicht so einfach ist. Aber ich übe genau das unentwegt, lange habe ich daran gearbeitet – und just in diesem Moment habe ich meinen Denkapparat ausgetrickst und das Ruder übernommen. Auf dem Weg zum Bad überkommen mich zwar schon wieder leise Zweifel, aber ich bleibe wacker und schlage mich durch. Bei jedem Schritt werde ich munterer, als die nächste Sinnkrise sich anbahnt. Baden oder Duschen? Lange gehörten ausgedehnte Schaumbäder zu meinem täglichen Ritual. Aber nach dem Aufstehen ist ein heißes Bad bekanntlich alles andere als belebend, weshalb ich auf die Dusche umschwenke. Kurz abduschen und gut ist. Schließlich will ich mich ja nur waschen und frisch fühlen. Es fühlt sich immer noch ungewohnt an, nicht komplett von warmem Wasser umhüllt zu sein, doch dafür bin ich in Nullkommanichts fertig. Mit frisch geputzten Zähnen überlege ich, was ich anziehen soll. Mein Blick fällt auf die Jogginghose, in der es stets so wunderbar warm und bequem war. Doch Jogginghosen sind schlabberig. Also rein in Jeans und Shirt, und mit einem frischgedrehten Dutt auf dem Kopf schminke ich mich sogar ein bisschen, zur Feier des Lebens. Noch vor einem Jahr habe ich mich nur etwas zurechtgemacht, wenn ich wusste, dass ich irgendwohin musste. Für einen Termin nahm ich die Prozedur auf mich, für mich persönlich nie. Ich war es mir einfach nicht wert. Klar, hin und wieder muss der Schlumpilook zelebriert werden als Zeichen von Loslassen und Gemütlichkeit, aber bei mir waren Jogginghose und strähnige Haare die Regel und Ausdruck meines Alles-egal-und-ich-bin-nichts-wert-Gefühls. Jetzt stehe ich vor dem Spiegel und bin zufrieden mit dem, was ich da sehe. Es ist 10:03 Uhr, und ich bin ready, um Rambo auszuführen. »Wenn du sofort gehst, kannst du danach entspannt frühstücken und an dein Tagewerk gehen«, flüstert mir diese befremdliche Stimme zu.

Die frische Luft tut gut, es ist mild, und wie so oft in Berlin weht ein leichter Wind. Die Sonnenstrahlen auf Armen und Gesicht geben mir ein wohlig warmes Gefühl. Da kann ich doch auch gleich die größere Runde gehen und Rambo an der Rummelsburger Bucht schwimmen lassen. Schließlich bin ich auch viel früher dran als sonst – und früh dran zu sein fühlt sich für mich immer so an, als hätte ich Zeit gewonnen. Zeit, die ich sonst verpennt hätte. Für alles, was ich vor zwölf Uhr mittags erledigt habe, feiere ich mich selbst ein bisschen. Gegen 11:30 Uhr sind Rambo und ich zurück, und ich bereite mir das Frühstücksmüsli zu, das ich seit einigen Monaten zu mir nehme. Eine große Portion Haferflocken mit frischen Beeren, Gojis, Kakaonips und Mandelmilch. Jeden Tag das Gleiche. Meine Freunde rollen gern die Augen, wenn ich beim gemeinsamen Frühstück wieder meinen »Kotzbrei« anrühre und nicht wie die anderen Brötchen oder Pancakes verspeise. Mir schmeckt es, es ist nahrhaft – und vor allem wieder ein kleiner Sieg, denn Frühstück gab es in meinem Tagesablauf jahrelang nicht. Weil es heute so schön draußen ist, gehe ich mit meiner Müslischüssel in der

Hand auf den Balkon. Noch so ein Novum. Während meiner Depression konnte ich Sonne nicht leiden und zog schon bei dem kleinsten Anzeichen von schönem Wetter die Vorhänge zu. Nun sitze ich auf einem ziemlich wackeligen Gartenstuhl, die Füße auf der Brüstung, und fühle mich leicht, frei und irgendwie zufrieden. Vielleicht liegt es an meinem vollen Magen, vielleicht aber auch daran, dass ich innerlich nicht mehr so dumpf, so blockiert bin. Mein Hirn scheint aufnahmefähig zu sein, weshalb es mich sogar an den Schreibtisch zieht. Da ist eine ganz neue Motivation, durch die ich mich plötzlich sehr lebendig fühle. Ich bin Gestalterin. Gestalterin meines Tages und Gestalterin meines Lebens. Ich kann tagtäglich selbst entscheiden, was ich mit ihm anfangen möchte. Fühle ich mich mal nicht so gut, kann ich mir das selbst verzeihen und mir eine Auszeit gönnen. Ist aber alles okay, so kann ich den Motor anschmeißen und am Leben teilhaben. Heute bin ich aktiv: Ich beantworte E-Mails, vereinbare ein paar Termine und bereite die Unterlagen für die Steuerberaterin vor. Ja, meine Tage werden klarer – und die guten beginnen allmählich zu überwiegen. Meinen größten Ängsten habe ich tapfer ins Auge geblickt. Die Steuern übernimmt jetzt eine Fachfrau, über aktuelle Probleme rede ich mit meiner Therapeutin. All die Tränen, Mühen, Anstrengungen und Kämpfe mit mir selbst haben mich bis hierher geführt. Zufrieden klappe ich um 16:34 Uhr den Laptop zu, rufe eine Freundin an und verabrede mich mit ihr auf ein Eis. Als wir eine halbe Stunde später lachend vor der Eisdiele in der Sonne sitzen, jede ihr Lieblingseis löffelnd, fühle mich herrlich unbeschwert und denke: Vicky, du hast vielleicht manchmal ´ne Meise, aber du kannst alles schaffen, sogar glücklich zu sein!

Fragen an Prof. Dr. Ulrich Hegerl

Prof. Dr. Ulrich Hegerl ist Vorstandsvorsitzender der Stiftung Deutsche Depressionshilfe. Die Stiftung Deutsche Depressionshilfe hat sich die bessere Versorgung depressiv erkrankter Menschen und die Reduktion der Suizide in Deutschland zum Ziel gesetzt. Neben Forschungsaktivitäten bietet die Stiftung Betroffenen und Angehörigen unter ihrem Dach vielfältige Informations- und Hilfsangebote wie das Diskussionsforum Depression und das deutschlandweite Info-Telefon Depression. In über 80 Städten und Kommunen haben sich Bündnisse gebildet, die auf lokaler Ebene Aufklärung über die Erkrankung leisten. www.deutsche-depressionshilfe.de

1. Eine der häufigsten Fragen, die ich zu dem Thema Depression bekomme: Woran genau erkennt man eine Depression? Was sind die typischen Symptome?

Eine depressive Episode kann innerhalb eines Tages beginnen, meist schleicht sie sich jedoch langsam über mehrere Wochen hinweg ein. Oft stehen Schlafstörungen am Anfang, auch eine permanente innere Unruhe und ein zunehmendes Erschöpfungsgefühl. Hinzu kommen Gefühle der inneren Leere, der Sinnlosigkeit, verbunden mit Selbstvorwürfen und Hoffnungslosigkeit. Manche berichten, sich innerlich wie abgestorben, wie versteinert zu fühlen. Nichts macht mehr Freude. Das Essen schmeckt nicht mehr, und viele Betroffene verlieren mehrere Kilogramm an Gewicht. Bestehende Probleme, wie sie das Leben meist bietet, werden enorm vergrößert und als völlig unlösbar wahrgenommen. Diese als unerträglich erlebte Situation kann auch zu Suizidgedanken führen. Wenn mehrere Krankheitszeichen dauerhaft über mindestens zwei Wochen vorliegen, dann spricht man von einer depressiven Erkrankung. All diese Zeichen einer Depression können sich übrigens auch einstellen, obwohl die Betroffenen in einer glücklichen Partnerschaft leben, beruflich erfolgreich sind und auch sonst kein äußerer Anlass vorliegt.

2. Und woran merke ich den Unterschied zwischen einer Depression und einer traurigen Phase?

Jeder Mensch kennt Phasen im Leben mit Überforderung, Stress, Verlusterlebnissen und Verzweiflung. Umgangssprachlich heißt es dann: »Ich bin deprimiert.« Aber eine Depression im medizinischen Sinne ist etwas anderes als eine nachvollziehbare Reaktion auf die Bitternisse des Lebens. Sie ist eine eigenständige, ernste Erkrankung. Fachleute können dies meist gut abgrenzen. Typisch für eine depressive Erkrankung ist die Neigung zu Schuldgefühlen, ein permanentes Anspannungsgefühl (»Ich fühle mich dauernd wie vor einer Prüfung«) oder das Gefühl der Gefühllosigkeit, das heißt, weder Gefühle der Freude noch der Trauer können wahrgenommen werden. An diesen und anderen Krankheitszeichen kann eine Depression von einer Reaktion auf schwierige Lebensumstände abgegrenzt werden.

3. Wenn ich den Verdacht habe, betroffen zu sein: Was mache ich am besten?

Depressionen sind eine Krankheit wie jede andere auch, und sie können jeden treffen. Wie bei allen schweren Krankheiten sollten Betroffene und Angehörige so schnell wie möglich ärztliche Hilfe einholen. Grundsätzlich ist der Hausarzt der erste Ansprechpartner für die Diagnose und Behandlung von Depression. Bei einer hartnäckigen und schweren Depression sollte ein Facharzt (Psychiater, Nervenarzt) hinzugezogen werden. Psychotherapie wird zudem durch Psychologen mit spezieller Ausbildung, den psychologischen Psychotherapeuten, angeboten. Sie können ebenso wie die Ärzte ihre Leistung über die Krankenkassen abrechnen.

4. Wie diagnostiziert ein Arzt die Erkrankung?

Für die Depression gibt es bisher keinen Laborwert. Die Diagnose erfolgt auf Basis eines ärztlichen Gesprächs. Deshalb ist es besonders wichtig, dass Betroffene ihrem Arzt offen von allen Symptomen, auch ihrer Verzweiflung und ihren finsteren Gedanken berichten.

5. Wie sieht eine typische Behandlung der Depression aus?

Die beiden wichtigsten Bausteine sind die medikamentöse Behandlung mit Antidepressiva und die Psychotherapie. Viele glauben, dass Antidepressiva abhängig machen. Aber das tun sie nicht, im Gegensatz zu beispielsweise Schlaf- und Beruhigungsmitteln. Antidepressiva normalisieren den Stoffwechsel im Gehirn, ohne dass der Wirkmechanismus in der Wissenschaft bisher im Detail verstanden ist. Sie können die depressive Phase zum Abklingen bringen und das Risiko von Rückfällen deutlich reduzieren. Antidepressiva verändern nicht die Persönlichkeit, sondern sorgen dafür, dass man wieder man selbst sein kann. Auch für Psychotherapie und insbesondere das Verfahren der Kognitiven Verhaltenstherapie ist die antidepressive und auch rückfallverhütende Wirksamkeit gut belegt. Bei der Kognitiven Verhaltenstherapie geht es zum Beispiel um das Vermeiden von Selbstüberforderung und das Durchbrechen negativer Gedankenkreise.

6. Wann ist eine Psychotherapie ratsam, wann Psychopharmaka?

Welche Behandlung geeignet ist, hängt von dem Schweregrad der Depression und natürlich auch von dem Wunsch der Patienten ab. Bei leichterer Depression kann eine Psychotherapie alleine ausreichen, bei mittelschweren und schweren Depressionen kann meist nicht auf eine Behandlung mit Antidepressiva verzichtet werden. Oft ist es auch sinnvoll, beide Behandlungen zu kombinieren.

7. Was sind typische Ursachen für eine Depression?

Entscheidend ist das Vorliegen einer Veranlagung zu Depression. Diese Veranlagung kann genetisch bedingt sein. Menschen, bei denen nahe Angehörige depressiv erkrankt sind, haben ein etwa zwei- bis dreifach erhöhtes Risiko, selbst zu erkranken. Die Veranlagung kann aber auch erworben sein, so durch Traumatisierungen und Missbrauchserlebnisse in der Kindheit. Liegt eine Veranlagung vor, können die Betroffenen auch ohne äußere Belastungen in eine depressive Krankheitsphase rutschen. Häufig gibt es jedoch Auslöser wie Überforderungssituationen, zwischenmenschliche Konflikte oder Verlusterlebnisse, aber auch scheinbar positive Veränderungen wie Urlaubsantritt oder eine bestandene Prüfung.

8. Wenn meine beste Freundin, meine Mutter oder mein Partner erkrankt ist: Wie kann ich am besten helfen?

Wenn sich jemand über längere Zeit zurückzieht und verzweifelt wirkt, sollten Angehörige, Freunde oder Kollegen den Betroffenen ermutigen, sich professionelle Hilfe zu suchen. Sie können unterstützen, indem sie zum Beispiel einen Termin beim Hausarzt oder Facharzt organisieren und den Betroffenen dorthin begleiten. Denn an Depression erkrankten Menschen fehlen oft die Kraft und die Hoffnung, um sich Hilfe zu holen. Angehörige sollten den Betroffenen Mut machen, die Behandlung regelmäßig wahrzunehmen, auch wenn die Wirkung nicht sofort einsetzt.

Außerdem sollte man sich als Angehöriger gut über die Erkrankung informieren. Wenn man nicht weiß, was eine Depression ist, interpretiert man Verhaltensweisen möglicherweise falsch. An Depression erkrankte Menschen sehen die Realität wie durch eine schwarze Brille. Sie nehmen Negatives riesenhaft vergrößert wahr oder ziehen sich von ihren Partnern zurück. Bücher zum Thema Depression sowie Webseiten wie www.deutsche-depressionshilfe.de können helfen, die Krankheit und ihren Verlauf besser zu verstehen. Vielen Angehörigen hilft der Austausch in einer Angehörigengruppe oder in unserem Online-Diskussionsforum. Wichtig ist auch zu wissen, dass man als Angehöriger weder schuld an der Depression noch verantwortlich für die Heilung ist. Die Behandlung gehört wie bei jeder schweren Erkrankung in die Hände von Ärzten oder psychologischen Psychotherapeuten.

9. Kann man einer Depression auch vorbeugen? Wenn ja: Was können Sie empfehlen?

Die Möglichkeiten, Depressionen von vorneherein vorzubeugen, sind begrenzt. Ein stimmiges Leben zu führen, in dem das, was man soll, möchte, kann und tut, gut zusammenpasst, ist immer richtig. Dass dadurch das Auftreten einer Depression bei einem Menschen mit einer Veranlagung wirklich verhindert werden kann, ist unsicher. Hilfreich ist es, sich über die Krankheitszeichen einer Depression zu informieren, damit man diese frühzeitig erkennt und sich dann rascher Hilfe holt.

Hilfe für Betroffene und Angehörige

- Einen Selbsttest und eine Liste mit Anlaufstellen finden Betroffene und Angehörige auf der Webseite der Stiftung Deutsche Depressionshilfe: www.deutsche-depressions-hilfe.de
- Deutschlandweites Info-Telefon Depression: 0800 33 44 5 33
- Online-Forum: Erfahrungsaustausch für Betroffene und Angehörige unter www.diskussionsforum-depression.de
- Deutsches Bündnis gegen Depression: konkrete Hilfe vor Ort in zahlreichen Städten und Regionen (www.deut-sche-depressionshilfe.de/regionale-angebote)
- Sozialpsychiatrische Dienste in den Gemeinden
- Für die Aufklärungs- und Forschungsarbeit ist die Stiftung Deutsche Depressionshilfe auf Spenden angewiesen. Wenn Sie diese wichtige Arbeit unterstützen wollen, spenden Sie unter:

Kontoinhaber: Stiftung Deutsche Depressionshilfe
Bank für Sozialwirtschaft
IBAN: DE73860205000003474200
SWIFT / BIC: BFSWDE33LPZ

Danke!

Ich bedanke mich bei all jenen, die mir bei diesem Projekt zur Seite gestanden, stets an mich geglaubt und letztlich maßgeblich dazu beigetragen haben, dass ich dieses Buch schreiben konnte: Danke an den Verlag und insbesondere an Swantje Steinbrink.

Auch habe ich nun die Chance, mich endlich bei jenen zu bedanken, die mir online wie offline die Treue halten und seit Jahren meine Arbeit unterstützen.

Danke an meine zauberhaften Freunde, die mit mir zusammen durch Jammertäler gewandert sind und Höhenflüge erlebt haben.

Und mein besonderer Dank gilt den beiden Menschen, die mich mit allen Ecken und Kanten lieben und mich immer unterstützt haben: Meinen wunderbaren Eltern.

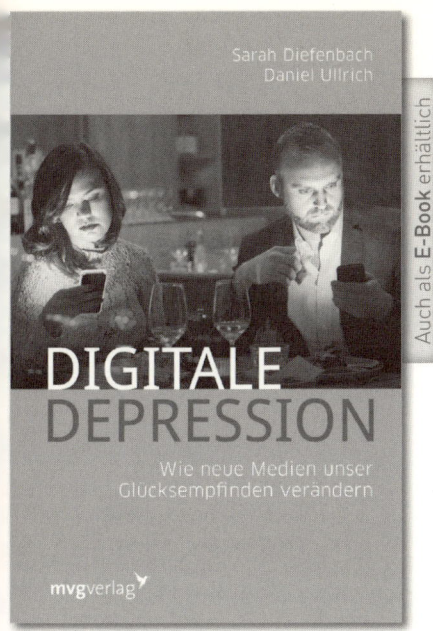

Sarah Diefenbach
Daniel Ullrich

Auch als E-Book erhältlich

DIGITALE DEPRESSION

Wie neue Medien unser
Glücksempfinden verändern

mvgverlag

240 Seiten
16,99 € (D) | 17,50 € (A)
ISBN 978-3-86882-664-7

Prof. Dr. Sarah Diefenbach,
Daniel Ullrich

Digitale Depression

Wie neue Medien unser
Glücksempfinden verändern

Ein wunderschöner Strand im Abendlicht, die
Sonne verschwindet am Horizont. Ein ganz be-
sonderer Moment, den man genießen sollte, im
Hier und Jetzt.

Doch immer mehr Menschen zerstören solche
unmittelbaren Glücksmomente, indem sie ihr
Smartphone zücken, um das perfekte Foto zu
schießen – während der magische Augenblick
vorbeizieht. Anschließend wird das Foto in den
sozialen Medien gepostet. Das Ziel: möglichst
viele Likes und damit Selbstbestätigung zu bekommen. Wer hingegen zu Hause auf dem Sofa
sitzt und die vielen tollen Urlaubsfotos, ausgefallenen Essen und sportlichen Erfolge seiner Kontakte verfolgt, fragt sich, wieso das eigene Leben
so viel langweiliger ist als das der anderen.

Beim Versuch, das Glück zu intensivieren (zu tra-
cken, zu posten, zu teilen), verlernen wir, es direkt
zu erleben.

Eine Reise in das Seelenleben der Generation
Smartphone.

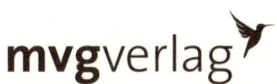